Shikha Sachan
Smriti Tripathi

Programmes de santé dentaire à l'école

Shikha Sachan
Smriti Tripathi

Programmes de santé dentaire à l'école

ScienciaScripts

Imprint

Any brand names and product names mentioned in this book are subject to trademark, brand or patent protection and are trademarks or registered trademarks of their respective holders. The use of brand names, product names, common names, trade names, product descriptions etc. even without a particular marking in this work is in no way to be construed to mean that such names may be regarded as unrestricted in respect of trademark and brand protection legislation and could thus be used by anyone.

Cover image: www.ingimage.com

This book is a translation from the original published under ISBN 978-620-7-46481-4.

Publisher:
Sciencia Scripts
is a trademark of
Dodo Books Indian Ocean Ltd. and OmniScriptum S.R.L publishing group

120 High Road, East Finchley, London, N2 9ED, United Kingdom
Str. Armeneasca 28/1, office 1, Chisinau MD-2012, Republic of Moldova, Europe
Printed at: see last page
ISBN: 978-620-7-24311-2

Copyright © Shikha Sachan, Smriti Tripathi
Copyright © 2024 Dodo Books Indian Ocean Ltd. and OmniScriptum S.R.L publishing group

Table des matières

INTRODUCTION 2

Histoire 8

Nécessité et importance des programmes de santé dentaire à l'école 17

Des écoles qui promeuvent la santé 21

Éléments des programmes de santé dentaire à l'école 26

Objectif des programmes de santé dentaire en milieu scolaire 35

Politiques de santé dentaire à l'école 40

Étapes de la planification d'un programme de santé dentaire à l'école 48

Types de programmes de santé dentaire à l'école 54

Avantages et inconvénients des cliniques dentaires scolaires 70

Quelques programmes de santé bucco-dentaire en milieu scolaire dans différents pays 77

Quelques programmes de prévention en milieu scolaire 99

Avantages des programmes scolaires 114

Scénario indien 115

Soins dentaires supplémentaires 122

L'évaluation 124

Conclusion 127

Références 131

INTRODUCTION

Les écoles constituent un cadre important pour la promotion de la santé, car elles touchent plus d'un milliard d'enfants dans le monde et, à travers eux, le personnel de l'école, les familles et la communauté dans son ensemble.[1] Une mauvaise santé buccodentaire peut avoir un effet néfaste sur la qualité de vie des enfants, leurs résultats scolaires et leur réussite dans la vie. Bien que la plupart des maladies bucco-dentaires soient évitables, tous les individus et toutes les communautés ne bénéficient pas pleinement des mesures préventives disponibles. Les écoliers ne font pas exception à la règle. Les enfants sont le plus souvent le principal groupe prioritaire.

Les femmes enceintes, les mères allaitantes et les enfants d'âge préscolaire sont d'autres groupes prioritaires dans de nombreux programmes de santé publique. Il existe des disparités en matière de santé bucco-dentaire entre les riches et les pauvres. Cependant, ce type de disparité doit être minimisé, en particulier pour les enfants scolarisés.[2] La santé des enfants affecte non seulement leurs performances cognitives à l'école, mais aussi leur capacité à fréquenter l'école et à y rester au fil des ans. Les enfants qui fréquentent l'école primaire ont de meilleures chances de survie. Les enfants étant souvent les principales victimes des maladies dentaires, les programmes visant à améliorer la santé dentaire des écoliers sont d'une grande importance pour la promotion de la santé bucco-dentaire d'une communauté. Le programme de santé scolaire est un programme de services de santé scolaire dans le cadre de la mission nationale de santé rurale, qui a été rendu nécessaire et lancé pour concrétiser la vision de la mission nationale de santé rurale visant à fournir des soins de santé efficaces à la population dans l'ensemble du pays.[3]

Les programmes de santé scolaire constituent un moyen économique et efficace d'améliorer la santé dentaire des générations futures. Les enfants ayant une mauvaise santé bucco-dentaire sont 12 fois plus susceptibles d'avoir des journées de restriction d'activité.[4]

La santé scolaire est une branche importante de la santé communautaire. Les enfants étant les principales victimes des maladies dentaires, les programmes visant la santé bucco-dentaire des écoliers sont d'une grande importance pour la promotion de la santé bucco-dentaire de la communauté.[5]

La santé bucco-dentaire est fondamentale pour la santé et le bien-être en général. Les écoles peuvent fournir un environnement favorable à la promotion de la santé bucco-dentaire, les politiques scolaires et l'éducation à la santé sont impératives pour atteindre la santé bucco-dentaire et contrôler les comportements à risque liés à l'alimentation et à la nutrition.[2] Les services de santé scolaire contribuent aux objectifs du système éducatif et du système de santé. Les programmes coordonnés de santé scolaire offrent la possibilité de fournir les services et les connaissances nécessaires pour permettre aux enfants d'être des apprenants productifs et de développer les compétences nécessaires pour prendre des décisions en matière de santé pour le reste de leur vie.[1] Une bouche saine permet à un individu de parler, de manger et d'avoir des relations sociales sans souffrir de maladie active, de gêne ou d'embarras.

Plus de 50 millions d'heures d'école sont perdues chaque année en raison de problèmes de santé bucco-dentaire qui affectent les performances scolaires des enfants et leur réussite dans la vie.[6] L'école constitue une plateforme efficace pour la promotion de la santé bucco-dentaire car elle touche plus d'un milliard d'enfants dans le monde. Les messages de santé bucco-dentaire peuvent être renforcés tout au long des années scolaires, qui sont les étapes les plus influentes de la vie des enfants et au cours desquelles se développent les croyances, les attitudes et les compétences tout au long de la vie.

La prévalence des caries infantiles est de 26,85 % chez les enfants âgés de 18 à 36 mois et de 59,37 % chez les enfants âgés de 5 ans.[7] Les caries dentaires sur la dentition primaire peuvent se répercuter non seulement sur la santé bucco-dentaire de l'enfant, en augmentant la probabilité de développer des caries ultérieures sur la dentition permanente, mais aussi sur l'état de santé général. Les enfants souffrant de caries peuvent avoir une croissance plus lente que les autres et certains d'entre eux peuvent présenter un faible poids en raison des douleurs qu'ils ressentent en mangeant. C'est pourquoi il est important de mener des actions éducatives et préventives auprès de ce groupe, composé de nourrissons, dans le but de promouvoir l'apprentissage d'habitudes saines et de réduire les taux de caries et de maladies parodontales, ainsi que le risque de maladie à l'avenir. L'éducation par ce biais doit stimuler le développement de compétences, la formation d'aptitudes et la création de valeurs, ce qui conduit le sujet à agir positivement par rapport à sa santé bucco-dentaire et à celle d'autres personnes au quotidien. L'éducation à la santé bucco-dentaire des enfants est considérée comme une priorité en raison du risque élevé de caries à cet âge, ainsi que des changements constants de l'environnement bucco-dentaire, de la facilité à changer les mauvaises habitudes et de l'offre d'une plus grande facilité d'apprentissage.[7]

L'efficacité du dépistage dentaire en milieu scolaire dans de nombreux pays a fait l'objet d'un examen minutieux au cours des dernières années. En Inde, les enfants représentent environ 38 à 40 % de la population totale et 80 % d'entre eux présentent des niveaux élevés de maladies dentaires. Le dépistage dentaire à l'école joue un rôle évident dans l'identification des enfants souffrant d'une maladie non traitée et les encourage à consulter un dentiste en les informant au niveau communautaire.[8]

Les programmes de santé scolaire sont des programmes de terrain qui promeuvent la santé bucco-dentaire, la prévention des maladies et l'accès aux soins dentaires pour les enfants scolarisés. Les activités d'éducation à la santé dentaire font souvent partie des programmes de soins dentaires scolaires, mais leur efficacité a rarement été évaluée. L'éducation à la santé dentaire fait partie du programme d'études dans de nombreux systèmes scolaires à travers le monde. Le raisonnement est que la prévention est la clé du contrôle des maladies dentaires, que les caries et les maladies parodontales sont largement évitables par le comportement personnel, et que l'environnement éducatif de l'école est le lieu logique pour enseigner les pratiques de santé dentaire qui se traduiront par une meilleure santé dentaire pour les enfants d'aujourd'hui et les adultes de demain. [9]

Pendant l'enfance et l'adolescence, les comportements en matière de santé bucco-dentaire, ainsi que les croyances et les attitudes, se développent. Les enfants et les adolescents sont réceptifs aux nouvelles informations, et plus les bonnes habitudes bucco-dentaires sont prises tôt, plus leur impact est important. Les messages relatifs à l'obtention et au maintien d'une bonne santé bucco-dentaire peuvent être renforcés régulièrement tout au long de la scolarité. Les enfants et les adolescents peuvent également être dotés de compétences personnelles qui leur permettent de prendre des décisions saines, d'adopter des modes de vie sains et de faire face à des situations stressantes telles que les conflits.

Les écoles peuvent offrir un environnement favorable à la promotion de la santé bucco-dentaire. Un environnement physique sûr dans la cour de récréation et dans l'ensemble de l'école peut contribuer à réduire le risque de traumatisme dentaire. Si des politiques et des pratiques appropriées sont en place, les mesures nécessaires peuvent être prises en cas d'urgence dentaire. [10]

L'histoire

La santé scolaire est une branche importante de la santé communautaire. Les services de santé scolaire sont un moyen économique et puissant d'améliorer la santé de la communauté et, plus important encore, celle des générations futures. Le service de santé scolaire est un service de santé personnel. Il s'est développé au cours des 70 dernières années, passant du concept étroit d'examen médical des enfants au concept actuel plus large de prise en charge globale de la santé et du bien-être des enfants tout au long de leur scolarité. Les écoles ont été le centre traditionnel de l'éducation à la santé bucco-dentaire basée sur la communauté. Elles offrent un cadre pour la mise en œuvre efficace de programmes d'éducation à la santé, permettant l'accès à un grand nombre d'enfants. L'école est un acteur majeur de la socialisation secondaire, un processus plus formel et plus détaché que la socialisation primaire, qui influence les comportements basés sur des décisions plutôt que les comportements inculqués. [11]

Les débuts des services de santé scolaire en Inde remontent à 1909, lorsque, pour la première fois, un examen médical des écoliers a été effectué dans la ville de Baroda. En 1946, le comité Bhore a signalé que les services de santé scolaire étaient pratiquement inexistants en Inde et que, lorsqu'ils existaient, ils étaient sous-développés. Sir Joseph Bhore était le président du comité Bhore qui comptait parmi ses membres certains des pionniers de la santé publique, s'est réuni régulièrement pendant deux ans et a présenté en 1946 son célèbre rapport qui compte 4 volumes. [12]

En 1953, le comité de l'enseignement secondaire a mis l'accent sur la nécessité de procéder à des examens médicaux et de mettre en place des programmes d'alimentation scolaire. En 1960, le gouvernement indien a créé un comité de santé scolaire chargé d'évaluer les normes de santé et de nutrition des écoliers. [5]

Les services de santé scolaire contribuent aux objectifs du système éducatif et du système de santé. Les programmes coordonnés de santé scolaire offrent la possibilité de fournir les services et les connaissances nécessaires pour permettre aux enfants d'être des apprenants productifs et d'acquérir les compétences nécessaires pour prendre des décisions en matière de santé pour le reste de leur vie.[1]

Les programmes de santé bucco-dentaire à l'école ont été signalés pour la première fois en 19th siècle. William Fisher, dentiste anglais, a été le premier à constater le risque élevé de caries et il a également remarqué qu'il y avait un manque de traitement dans la population infantile à la fin du dix-neuvième siècle. Il a consacré beaucoup de temps à faire campagne pour l'inspection et le traitement des enfants dans les écoles. En 1885, il a publié un article intitulé "Compulsory Attention to the Teeth of School Children" (Attention obligatoire aux dents des enfants scolarisés). À la suite de cet article, l'association dentaire britannique a nommé un comité chargé d'enquêter sur la santé dentaire des enfants. Les rapports qui ont suivi ont constitué une étape importante vers la mise en place et le développement d'un service de santé dentaire dans les écoles.[5]

Dans les années 1920, les programmes publics de soins dentaires dans les écoles ont connu un regain d'intérêt.[13] La Nouvelle-Zélande a également une longue histoire de programmes de soins dentaires scolaires qui ont été à l'origine du concept d'infirmières dentaires scolaires.[14] Le programme néo-zélandais d'infirmières dentaires scolaires a été mis en place en 1923 (la formation a commencé en 1921). Ce programme a été motivé par la présence de maladies dentaires importantes chez les enfants. Le traitement des enfants était difficile en raison du manque de dentistes et des grandes distances entre les communautés. Le gouvernement a formé des jeunes femmes appelées "infirmières dentaires scolaires", qui assuraient l'essentiel des traitements dans les services dentaires scolaires. [1]La formation des infirmières dentaires se déroule sur une période de deux ans. À l'issue de la formation, chaque infirmière est affectée à une école où elle est employée pour fournir des soins dentaires réguliers. La tranche d'âge des enfants suivis par l'infirmière dentaire est de 2½ à 13 ans. Ce programme a permis d'améliorer considérablement la santé bucco-dentaire des enfants. Il ne fait aucun doute que l'infirmière dentaire scolaire a joué un rôle majeur dans la fourniture de soins dentaires aux écoliers.[2]

La décennie qui a suivi la première guerre mondiale a également été marquée par une reconnaissance croissante du problème de la santé dentaire au niveau fédéral. Deux conférences de la Maison Blanche sur la santé et la protection des enfants se sont tenues à Washington, D.C., l'une en 1929 et l'autre en 1930. Toutes deux se sont penchées sur le problème des soins dentaires. Percy R Howe, alors directeur de l'infirmerie dentaire Forsyth pour enfants à Boston, a proposé un programme de surveillance dentaire périodique et de nettoyage des dents des enfants, en plus d'une instruction nutritionnelle pour prévenir les maladies dentaires.[13]

De même, en Malaisie, le service dentaire scolaire a été lancé en 1948. 19 cliniques dentaires scolaires existaient en 1952. L'année suivante, les services dentaires ont été intégrés aux centres de santé. Le Rural Health Service Scheme a été introduit en 1955 ; les services dentaires ont alors étendu leur couverture à la population rurale. Il couvre près de 92 % des enfants de l'enseignement primaire et 60 % des enfants de l'enseignement secondaire.[15]

Singapour a été le premier pays de la région asiatique à mettre en œuvre un programme d'éducation dentaire à grande échelle. L'enseignement des soins dentaires a été introduit dans les écoles afin de développer de bonnes habitudes d'hygiène dentaire chez les écoliers. [15]

La fluoration de l'eau de l'école à une concentration accrue, là où il n'y a pas d'approvisionnement en eau publique pour la fluoration communautaire, est un nouvel ajout à la vie saine à l'école. Horowitz et al. ont testé un tel programme à 5 parties par million sur une période de 12 ans avec une réduction des caries de 39 pour cent. En février 1977, le service de santé publique des États-Unis signalait que 383 écoles dans 13 États étaient ainsi fluorées et desservaient plus de 124 000 enfants. [13]

Natural Nashers est un programme britannique d'éducation à la santé pour les premières années de l'enseignement secondaire qui peut être appliqué de manière générale. L'évolution des connaissances et des croyances des élèves a été mesurée à l'aide de questionnaires auto-administrés, l'évolution de l'hygiène bucco-dentaire par l'évaluation de l'état des gencives des enfants, l'opinion des enseignants par un questionnaire. Certaines améliorations des connaissances ont été constatées lorsque les connaissances et les attitudes étaient médiocres au départ (Craft et Holloway, 1983).

L'équipe Gleam est un programme d'éducation à la santé dentaire flexible, sélectionné par l'enseignant, destiné aux écoles maternelles. L'objectif de ce programme est de sensibiliser les enfants des écoles maternelles à la valeur de leurs dents et aux choix à faire pour avoir une bonne santé dentaire (Towner, 1984).[11]

Calendrier des programmes de santé dentaire à l'école

1918- Le premier article scientifique traitant de la nécessité d'un programme d'éducation à la santé dentaire dans les écoles est présenté à la North Carolina Dental Society.[5]

1949-57 - La section de santé dentaire du département de la santé du Minnesota a supervisé un programme de démonstration de santé dentaire scolaire à Askov.[5]

1965- Un programme national d'enseignement préscolaire est lancé aux États-Unis.[5]

1968- Le programme d'orientation supplémentaire en matière de santé scolaire (SHARP) est mis en place à Philadelphie.[5]

1970 - La North Carolina Dental Society adopte des résolutions en faveur d'un solide programme de prévention des maladies dentaires, qui englobe la fluoration des écoles et des communautés.[5]

1971- Apprendre à connaître sa santé bucco-dentaire est un programme complet qui couvre les concepts dentaires actuels.[5]

1973— Frank. E. Law a défini l'étendue du problème des maladies dentaires en Caroline du Nord.[5]

1974- 76 - Le programme Tattle tooth a été développé dans le cadre d'une coopération entre l'organisation professionnelle de santé bucco-dentaire du Texas.[2]

1989 - Le Bureau de la santé dentaire a développé un programme "Tattle tooth 2".[2]

1993 - Lancement des programmes de santé publique dentaire à l'échelle de la Caroline du Nord.[2]

1995 - L'Organisation mondiale de la santé lance l'Initiative mondiale pour la santé à l'école.[16] 2001 - Le ministère fédéral de la santé et le ministère fédéral de l'éducation, en collaboration avec l'Organisation mondiale de la santé, font un premier pas en réalisant une évaluation rapide du système de santé à l'école au Nigeria afin de déterminer l'état de la santé à l'école.[17]

2005-2012 - Le gouvernement indien a lancé un programme de santé scolaire dans le cadre de la mission nationale de santé rurale (NRHM). Le programme de santé scolaire est un programme de services de santé scolaire dans le cadre de la mission nationale de santé rurale, qui a été rendu nécessaire et lancé pour concrétiser la vision de la mission nationale de santé rurale visant à fournir des soins de santé efficaces à la population dans l'ensemble du pays. Il se concentre également sur l'intégration efficace des questions de santé par le biais d'une gestion décentralisée au niveau du district avec des déterminants de la santé tels que l'assainissement, l'hygiène, la nutrition, l'eau potable, l'égalité des sexes et les préoccupations sociales. Le programme de santé scolaire vise à couvrir 12 88 750 écoles publiques et privées subventionnées, soit environ 22 000 élèves dans toute l'Inde. [18]

Nécessité et importance des programmes de santé dentaire à l'école

La population de l'Inde est de 1 270 272 105 (1,237 milliard) au 21/12/2013. Et 40 % des écoliers souffrent de maladies bucco-dentaires. [19]

Selon l'Organisation mondiale de la santé, un large éventail de troubles bucco-dentaires a été signalé dans cette population cible. [20]

Caries dentaires

Dans le monde entier, 60 à 90 % des écoliers ont des caries dentaires, ce qui entraîne souvent des douleurs et une gêne.

Maladie parodontale

Les maladies parodontales (gingivales) graves, qui peuvent entraîner la perte de dents, sont observées chez 15 à 20 % des écoliers.

Traumatisme oro-dentaire

Dans le monde entier, 16 à 40 % des enfants âgés de 6 à 12 ans souffrent de traumatismes dentaires dus à des terrains de jeu ou des écoles dangereux, à des accidents de la route ou à des actes de violence.

Noma

Le noma est une lésion gangreneuse qui touche les jeunes enfants vivant dans une extrême pauvreté, principalement en Afrique et en Asie. Les lésions sont des maladies gingivales graves suivies d'une nécrose (mort prématurée des cellules d'un tissu vivant) des lèvres et du menton. De nombreux enfants atteints de noma souffrent d'autres infections telles que la rougeole et le VIH. En l'absence de traitement, environ 90 % de ces enfants meurent.

Fente labiale et palatine

Les malformations congénitales telles que les fentes labiales et palatines surviennent dans environ une naissance sur 500 à 700. Ce taux varie considérablement d'un groupe ethnique à l'autre et d'une zone géographique à l'autre.[19]

Malocclusion [21]

La malocclusion désigne tout degré de contact irrégulier entre les dents de la mâchoire supérieure de votre enfant et les dents de la mâchoire inférieure. Cela inclut les sur-occlusions, les sous-occlusions et les occlusions croisées, ainsi que l'encombrement des dents de votre enfant.

Si environ 90 % des enfants en âge scolaire présentent un certain degré de malocclusion, seuls 10 à 15 % d'entre eux souffrent d'une malocclusion grave qui nécessite un traitement. La plupart des enfants cherchent à traiter leur malocclusion pour des raisons esthétiques plutôt que médicales.

Lésions précancéreuses [22, 23]

En Inde, 30 à 40 % de tous les cancers déclarés sont des cancers de la bouche, une prévalence remarquablement élevée qui est étroitement associée à plusieurs formes de tabagisme et de mastication. Une analyse de 986 écoliers d'une région rurale du centre de l'Inde a révélé une leucoplasie, une érythroplasie et une fibrose de la muqueuse sous-cutanée, une glossite rhomboïde médiane, une candidose et un lichen plan. Les preuves de l'apparition précoce de l'habitude du tabac sans fumée et les rapports faisant état d'une prévalence accrue des précancers buccaux chez les enfants font craindre une épidémie imminente de cancer buccal dans cette population. L'incidence par âge du cancer de la bouche en Inde est en baisse et est significativement inférieure à celle rapportée dans le reste du monde.[23]

Le programme est également nécessaire parce que les années scolaires couvrent une période allant de l'enfance à l'adolescence. Il s'agit d'étapes influentes dans la vie des individus, au cours desquelles se développent des comportements durables liés à la santé bucco-dentaire, ainsi que des croyances et des attitudes, tout au long de la vie. Les enfants peuvent également être dotés de compétences personnelles qui leur permettent de prendre des décisions saines et d'adopter un mode de vie sain.

Les écoles peuvent fournir un environnement favorable à la promotion de la santé bucco-dentaire. Par exemple, la mise à disposition d'eau potable et d'installations sanitaires est essentielle pour les activités de brossage des dents dans les écoles.

Il est évident qu'il vaut mieux prévenir que guérir. Les maladies bucco-dentaires sont l'une des maladies liées au comportement les plus coûteuses. Si elles ne sont pas traitées, les maladies bucco-dentaires de l'enfant peuvent entraîner des lésions irréversibles, des douleurs, des défigurations, des problèmes de santé généraux plus graves, une perte de temps scolaire, une faible estime de soi et une mauvaise qualité de vie. [2]

Écoles promotrices de santé

L'initiative mondiale de l'OMS pour la santé à l'école, lancée en 1995, vise à mobiliser et à renforcer les activités de promotion de la santé et d'éducation aux niveaux local, national, régional et mondial. L'initiative vise à améliorer la santé des élèves, du personnel scolaire, des familles et des autres membres de la communauté par l'intermédiaire des écoles.

L'objectif de l'initiative mondiale de l'OMS pour la santé à l'école est d'augmenter le nombre d'écoles qui peuvent véritablement être qualifiées d'"écoles-santé". Bien que les définitions varient en fonction des besoins et des circonstances, une école-santé peut être définie comme une école qui renforce constamment sa capacité à devenir un environnement sain pour vivre, apprendre et travailler.

L'orientation générale de l'initiative mondiale de l'OMS pour la santé à l'école est guidée par la Charte d'Ottawa pour la promotion de la santé (1986), la déclaration de Jakarta de la quatrième conférence internationale sur la promotion de la santé (1997) et la recommandation du comité d'experts de l'OMS sur l'éducation et la promotion de la santé à l'école (1995). [24]

L'école promotrice de santé peut être caractérisée comme une école qui renforce constamment sa capacité à devenir un cadre de vie, d'apprentissage et de travail sain.

Promouvoir la santé et l'apprentissage en utilisant toutes les mesures à sa disposition. Engage les responsables de la santé et de l'éducation, les enseignants, les élèves, les parents et les dirigeants communautaires dans des efforts de promotion de la santé.

- S'efforce de fournir un environnement sain, une éducation à la santé à l'école et des services de santé à l'école, ainsi que des projets et des activités de sensibilisation de la communauté scolaire, des programmes de promotion de la santé pour commencer : programmes de nutrition et de sécurité alimentaire, possibilités d'éducation physique et de loisirs, et programmes de conseil, de soutien social et de promotion de la santé mentale.
- met en œuvre des politiques, des pratiques et d'autres mesures qui respectent l'estime de soi, offrent de multiples possibilités de réussite et reconnaissent les bons efforts et les bonnes intentions ainsi que les réalisations personnelles. Il s'efforce d'améliorer la santé du personnel scolaire, des familles et des membres de la communauté, ainsi que des

élèves, et travaille avec les dirigeants de la communauté pour les aider à comprendre comment la communauté contribue à la santé et à l'éducation. [2]

Les écoles ont une grande influence sur l'état de santé des jeunes et des programmes d'éducation à la santé existent dans les écoles depuis de nombreuses années. Le manque de preuves de l'impact positif à long terme de ces programmes a conduit à l'élaboration d'une nouvelle approche de la promotion de la santé en milieu scolaire : les écoles promotrices de santé.

Il s'agit d'une approche globale de l'ensemble de l'école qui intègre les principes de la Charte d'Ottawa et qui a suscité beaucoup d'intérêt et d'engagement aux niveaux international, national et national. [25]

Le concept d'école promotrice de santé incarne une approche holistique et globale de la promotion de la santé personnelle et communautaire. Les programmes de récompense des écoles saines, qui se multiplient, sont considérés comme un moyen d'aider les écoles à promouvoir la santé.[26]

Calendrier de mise en œuvre

Issu d'un séminaire organisé en 1980, le réseau européen des écoles promotrices de santé a vu le jour en 1992. L'initiative mondiale pour la santé à l'école a été lancée en 1995, suivie en 1996 par le réseau de promotion de la santé dans les mégapays. Ce réseau englobe les 11 pays les plus peuplés du monde et encourage l'adoption des principes de l'école promotrice de santé en facilitant la communication et en diffusant des recherches consolidées dans l'ensemble des pays.

Aujourd'hui, des écoles-santé existent dans 40 États membres de la Région européenne de l'OMS, dans les 11 pays membres du Mega Country Network (Bangladesh, Brésil, Chine, Inde, Indonésie, Japon, Mexique, Nigeria, Pakistan, Fédération de Russie et États-Unis), dans au moins 32 pays d'Afrique et dans plusieurs autres pays du monde, en particulier dans la Région du Pacifique occidental de l'OMS et dans la Région des Amériques de l'OMS.

Évaluation de la promotion de la santé à l'école

Des programmes ont été mis en place dans les six régions, mais les réseaux et les ressources sont limités, sauf dans la région européenne de l'OMS.

L'évaluation des initiatives de promotion de la santé dans les écoles met en évidence plusieurs forces et faiblesses des programmes. Dans l'ensemble, les programmes les plus réussis et les plus durables sont les suivants :

- Soutien scolaire total ;
- Le soutien extérieur, comme celui des fonctionnaires locaux, des ONG et des membres de la communauté, ainsi que les partenariats multisectoriels ;
- Planification à long terme.

Certains des plus grands défis auxquels sont confrontés les programmes de promotion de la santé à l'école concernent le manque de fiabilité du financement et des ressources, la longue durée nécessaire pour créer un changement durable et la pertinence de l'approche, car chaque école doit aborder des questions spécifiques pour que le programme soit "adapté". [27]

Éléments des programmes de santé dentaire à l'école

1) Améliorer les relations entre l'école et la communauté
2) Effectuer des inspections dentaires
3) Éducation à la santé
4) Fluorure
5) Dépistage dentaire
6) Scellants dentaires
7) Orientation vers des soins dentaires
8) Suivi de l'inspection dentaire

1) Améliorer les relations entre l'école et la communauté -

L'une des premières étapes de l'organisation d'un programme de santé dentaire est la formation d'un conseil de santé dentaire communautaire. Il doit comprendre une large représentation des parents, des enseignants, des responsables de la santé, des dirigeants de la communauté, des administrateurs de l'école et des professionnels de l'art dentaire. Les comités sont importants pour améliorer les relations entre l'école et la communauté et pour faire prendre conscience aux gens de l'importance de la santé dentaire et de l'intérêt de l'administration de l'école pour la promotion de la santé bucco-dentaire. [5]

2) Effectuer des inspections dentaires - Dans une situation où l'on constate que l'étendue des maladies dentaires chez les écoliers est de 95 % ou plus, un programme d'inspection dentaire devient une question à débattre.

Avantages des inspections dentaires à l'école :

    a) Il sert de base à l'enseignement de la santé dentaire à l'école.

    b) Il développe chez l'enfant une attitude positive à l'égard du dentiste et des soins dentaires.

    c) L'enfant est motivé pour rechercher des soins professionnels adéquats.

    d) Les enseignants, les étudiants et les dentistes concernés par la santé dentaire peuvent utiliser l'inspection dentaire comme expérience d'enquête.

    e) Fournit des informations sur l'état des besoins dentaires afin de planifier un programme de santé dentaire solide. [5]

3) **Éducation à la santé** - Tous les enfants reçoivent une éducation à la santé. Des informations pratiques sont fournies pour promouvoir des comportements sains. Voici quelques-unes des caractéristiques de cette éducation :

- Subvention pour soutenir l'achat d'outils et de fournitures pédagogiques.
- **Programme d'études imprimé** : Un programme complet et séquentiel aligné sur les résultats d'apprentissage du Maine.
- Des outils pédagogiques tels que des affiches, des vidéos, des brochures, des modèles et des tubes pédagogiques, ainsi qu'une assistance technique du programme de santé bucco-dentaire. [1]

4) **Fluor** - Le département de la santé soutient le fluor en tant que pratique fondée sur des preuves pour la prévention de la carie dentaire. Les niveaux de fluor dans notre approvisionnement en eau ne sont pas actuellement suffisants pour réduire les caries dentaires. Des programmes de comprimés de fluorure sont utilisés dans les communautés où l'eau n'est pas fluorée afin que les enfants puissent

bénéficier de l'utilisation du fluorure.[28] Un rinçage hebdomadaire au fluor est administré aux enfants avec l'autorisation des parents. Le bain de bouche est agité pendant une minute et recraché. Il renforce et protège les dents déjà présentes dans la bouche.

Les programmes scolaires de rinçage buccal au fluorure sont utilisés depuis de nombreuses années comme stratégie communautaire de prévention des caries. Les rinçages buccaux au fluorure contenant une concentration de 0,2 % de fluorure de sodium sont prescrits pour les programmes hebdomadaires de rinçage au fluorure dans les écoles. Les autres ingrédients peuvent inclure de la saccharine, du sorbate de potassium, de l'eau purifiée, des arômes, de l'acide citrique et des colorants. Les bains de bouche fluorés sont approuvés comme agent de prévention des caries par la Food and Drug Administration, le CDC et l'American Dental Association.[29]

Les bains de bouche au fluor agissent de la même manière que les autres fluorures topiques en augmentant les concentrations de fluorure dans la salive, la plaque dentaire et l'émail. Les données de laboratoire et épidémiologiques actuelles indiquent que l'effet prédominant du fluorure est post-éruptif et topique, et que cet effet dépend de la disponibilité régulière du fluorure.[30]

L'utilisation de bains de bouche au fluorure par les enfants âgés de six ans et plus ne les expose pas au risque de fluorose de l'émail. À l'âge de six ans, la plupart des enfants

peuvent se rincer et cracher sans ingérer grand-chose, ce qui fait du rinçage une bonne méthode pour les enfants.

le fluorure topique. Les rinçages au fluorure ne sont pas recommandés pour les enfants de moins de six ans, car certains d'entre eux risquent d'avaler le rinçage au lieu de le recracher.[29]

5) **Dépistage dentaire** - Chaque programme de santé bucco-dentaire scolaire financé effectue un dépistage dentaire au moins une fois au cours de chaque cycle de subvention de cinq ans. Les dépistages dentaires permettent d'identifier les enfants qui ont besoin de soins dentaires.

6) **Scellements dentaires** - La pose de scellements des puits et fissures convient parfaitement à un programme scolaire. La pose de scellants, lorsqu'elle est associée à une application de fluorure (en plus du programme de rince-bouche au fluorure ou de comprimés de fluorure de la classe), permet d'assurer une protection continue de la

dent entière. [5]

Les scellants agissent comme une barrière physique, empêchant les bactéries responsables des caries de pénétrer dans les sillons profonds difficiles à nettoyer, où se produisent 90 % de toutes les caries dentaires chez les enfants d'âge scolaire. Les scellants dentaires sont le plus souvent appliqués sur les premières et deuxièmes molaires permanentes peu après leur éruption, car ce sont les dents les plus exposées au risque de carie. L'application de scellants dentaires s'est avérée être un moyen sûr et efficace de prévenir les caries dentaires et de reminéraliser ou d'arrêter la progression des lésions carieuses précoces. En fait, les scellants sont réputés être efficaces à 100 % tant qu'ils sont complètement retenus sur les dents. Deux facteurs importants influencent la rétention des sealants. Le premier est l'utilisation d'un matériau de scellement approprié.

Les scellants à base de résine sont le premier choix de matériau pour les scellants dentaires en raison de leur taux de rétention élevé ; par conséquent, tous les programmes scolaires devraient utiliser des scellants à base de résine. Le deuxième facteur influençant la rétention est la capacité à garder la dent sèche pendant la mise en place de l'agent de scellement. Ce facteur est plus complexe à évaluer car il est lié à de nombreux facteurs, notamment les compétences de l'opérateur, les procédures et l'équipement, ainsi que la coopération de l'enfant. On peut s'attendre à ce que les programmes de scellement en milieu scolaire maintiennent un taux de rétention supérieur à 80 % des scellants posés. [31]

Le plan d'action du programme de santé dentaire dépend des circonstances ou des besoins. Par exemple, dans les écoles où l'approvisionnement en eau de la communauté est déficient en fluorures, la composante préventive idéale du programme de santé dentaire comprendrait :

- Un projet de fluoration de l'eau dans les écoles ;
- Un programme de contrôle des glucides ;
- Brossage des dents en classe sous surveillance ;
- Un programme d'examen dentaire ;
- Un programme d'application topique de fluorure

Dans les écoles où l'eau contient des quantités suffisantes de fluor, le programme dentaire préventif idéal comprendrait :

Un programme de contrôle des glucides ;
- Brossage des dents en classe sous surveillance ;

- Un programme d'examen dentaire ;

7) Orientation vers des soins dentaires - Dans quelques écoles, les soins dentaires sont dispensés à l'école même. De nombreuses écoles qui ne disposent pas d'aide pour ce type de programme doivent envoyer les enfants chez le dentiste de leur choix pour un traitement dentaire adéquat. Un mal de dents ne doit jamais être traité à l'école ! Si l'infirmière de l'école place un coton imbibé d'eugénol dans la cavité d'un enfant et fait cesser la douleur, les parents ne voient pas l'enfant souffrir et en concluent que l'école s'est occupée du problème dentaire. Ils ne comprennent pas qu'un tel traitement d'urgence n'est pas un remède. La plupart des lois scolaires exigent que les parents soient informés par écrit des défauts remédiables. [5]

Renvoi général -

Un programme qui s'est avéré efficace dans de nombreuses écoles est l'orientation générale des enfants vers leur dentiste de famille. Dans le cadre de ce programme, tous les enfants reçoivent des cartes de référence qu'ils doivent emporter chez eux et remettre ensuite au dentiste, qui signe les cartes à la fin de l'examen, du traitement ou des deux. Les cartes signées sont ensuite renvoyées à l'infirmière de l'école ou à l'enseignant de la classe, qui joue un rôle important dans le suivi des recommandations avec l'enfant et les parents.

8) Suivi de l'inspection dentaire :

Le simple fait d'envoyer des fiches d'orientation aux enfants à la suite d'une inspection dentaire n'aura que peu d'intérêt si des mesures ne sont pas prises pour montrer clairement que l'école s'intéresse à la correction des défauts. Cela nécessite un bon système de suivi. Ce système devrait être confié à une personne dans chaque école, car ce qui est l'affaire de tous devient rapidement l'affaire de personne. L'hygiéniste dentaire est la personne la mieux placée pour effectuer ces examens de suivi. Les enseignants peuvent également s'en charger, mais il est important qu'un membre du service de santé scolaire coordonne les efforts des différents enseignants et prenne les contacts supplémentaires nécessaires avec les parents des enfants. [5]

Objectif des programmes de santé dentaire en milieu scolaire

La santé publique dentaire est la spécialité de l'odontologie qui promeut la santé bucco-dentaire ainsi que la prévention et le contrôle des maladies dentaires. L'American Association of Public Health Dentistry identifie plusieurs façons dont les dentistes de santé publique peuvent promouvoir la santé bucco-dentaire : en évaluant les besoins de la communauté en matière de santé bucco-dentaire, en développant et en mettant en œuvre une politique de santé bucco-dentaire, et en fournissant des programmes et des services qui traitent des questions de santé bucco-dentaire.

Presque toutes les maladies bucco-dentaires peuvent être évitées, mais les caries restent la maladie chronique la plus courante chez les enfants de 5 à 17 ans aux États-Unis et dans le monde entier. Les liens entre la santé bucco-dentaire et la santé systémique étant de plus en plus nombreux, il est de plus en plus important pour les dentistes de santé publique d'éduquer la communauté sur les questions de santé bucco-dentaire. [32]

L'American Dental Association, dans ses "objectifs d'un programme de santé dentaire communautaire", donne les objectifs suivants pour les services dentaires scolaires :

(1) Aider chaque écolier à comprendre l'importance d'une bouche saine.

(2) Aider chaque écolier à comprendre le lien entre la santé dentaire, la santé générale et l'apparence.

(3) Encourager le respect des pratiques de santé dentaire, y compris les soins personnels, les soins professionnels, un régime alimentaire approprié et les habitudes bucco-dentaires.

(4) Obtenir l'aide de tous les groupes et agences intéressés par la promotion de la santé à l'école.

(5) Établir une corrélation entre les activités de santé dentaire

et l'ensemble du programme de santé scolaire.

(6) Stimuler le développement de ressources pour rendre les soins dentaires accessibles à tous les enfants.

(7) Encourager les dentistes à fournir des services de santé adéquats pour les enfants. [5]

Objectif des programmes de santé dentaire en milieu scolaire :

- Augmenter la proportion d'enfants qui utilisent le système de santé bucco-dentaire chaque année.
- Augmenter la proportion de centres de santé scolaires dotés d'une composante de santé bucco-dentaire.
- Augmenter la proportion d'enfants et d'adolescents à faible revenu qui bénéficient chaque année de soins dentaires préventifs.
- Réduire la prévalence des enfants et des adolescents souffrant de caries dentaires non traitées.
- Réduire la proportion d'enfants et d'adolescents présentant des caries dentaires dans leurs dents primaires ou permanentes.[1]

Les objectifs du programme mondial de santé bucco-dentaire de l'OMS, l'un des programmes techniques du département Maladies chroniques et promotion de la santé (CHP), ont été réorientés en fonction de la nouvelle stratégie de prévention des maladies et de promotion de la santé. L'accent est mis sur le développement de politiques mondiales de promotion de la santé bucco-dentaire et de prévention des maladies bucco-dentaires, coordonnées plus efficacement avec d'autres programmes prioritaires du département Maladies chroniques et promotion de la santé et d'autres groupes, ainsi qu'avec des partenaires extérieurs.

Plusieurs principes constituent la base du travail effectué. Le programme de santé bucco-dentaire de l'OMS travaille à l'élaboration de politiques de santé bucco-dentaire en vue d'un contrôle efficace des risques pour la santé bucco-dentaire, sur la base de l'approche des facteurs de risque communs. L'accent est mis sur les comportements à risque modifiables liés au régime alimentaire, à la nutrition, au tabagisme, à la consommation excessive d'alcool et à l'hygiène.

Le programme stimule le développement et la mise

en œuvre de projets de démonstration axés sur la communauté pour la promotion de la santé bucco-dentaire et la prévention des maladies bucco-dentaires, en mettant l'accent sur les groupes de population défavorisés et pauvres dans les pays développés et en voie de développement. [33]

L'objectif du programme de santé dentaire est de développer des habitudes de santé bucco-dentaire au sein de la population afin que les dents, la bouche et les mâchoires puissent être entretenues et fonctionner tout au long de la vie.

Les objectifs comprennent donc des aspects liés au comportement, aux systèmes de soins et à la santé. Les moyens utilisés pour atteindre les objectifs sont la promotion de la santé, la prévention, les rappels réguliers et le traitement dentaire des maladies bucco-dentaires. Une grande importance est également accordée aux besoins individuels et aux contacts avec les personnes clés associées aux soins des enfants. [3]

Politiques de santé dentaire à l'école

Le système scolaire devrait avoir un dentiste nommé en tant que consultant. L'une des premières activités du consultant devrait être la mise en place de politiques de santé dentaire à l'école. La plupart des écoles ont des politiques de santé scolaire, mais peu d'entre elles définissent des politiques de santé dentaire spécifiques. Les politiques dentaires énoncées dans la plupart des politiques de santé dentaire des écoles sont nécessairement condensées et brèves et ne prennent pas en considération de nombreux aspects importants des programmes de santé dentaire des écoles.

Voici quelques exemples d'éléments à prendre en compte dans le cadre de la santé dentaire

- Un programme d'examen personnel doit être mis en place. Le dentiste de famille est le mieux placé pour le faire. Un tel programme permet d'assurer la mise en place précoce de soins dentaires périodiques.
- Un rapport sur l'état de santé dentaire doit être conservé avec le dossier médical cumulatif de chaque enfant patient.

- L'école doit encourager les examens dentaires périodiques par le biais d'un programme d'éducation destiné aux parents et à l'enfant.
- Le dentiste et l'administration de l'école doivent élaborer des politiques relatives aux urgences dentaires survenant dans le cadre d'activités extrascolaires ou au cours de celles-ci.
- Un représentant de la société dentaire locale doit être nommé consultant du programme de santé dentaire scolaire.
- Il faut envisager d'accorder aux élèves du temps pendant les heures de cours pour se rendre à leurs rendez-vous chez le dentiste, surtout s'il n'y a pas d'autre temps disponible.
- Les écoles devraient être fortement encouragées à éliminer la vente de bonbons et de boissons sucrées à l'école. La société dentaire doit contribuer à la mise en place d'un programme d'alimentation et de boissons à l'école qui contribue aux besoins nutritionnels de l'enfant.
- Les sociétés dentaires devraient collaborer avec les écoles

pour mettre en place un programme de protection buccale pour les athlètes.

- Les autorités dentaires devraient collaborer avec d'autres organismes communautaires dans des activités telles que le soutien d'un programme de fluoration encourageant l'application topique de fluorure dans les zones rurales où le système d'eau ne peut pas être facilement fluoré et développer une politique de soins dentaires pour les enfants défavorisés et handicapés.

- Dans les zones rurales où le système ne peut pas être fluoré facilement, l'approvisionnement en eau des écoles peut être fluoré. Le niveau optimal est de quatre à cinq fois la fluoration communautaire dans la région.

- Des politiques opérationnelles spécifiques devraient être établies par la société dentaire locale. Ces politiques sont utiles pour estimer les besoins et les problèmes du groupe, pour faciliter la planification communautaire en vue de répondre à ces demandes et pour fournir les données de base nécessaires à l'évaluation des programmes de santé dentaire. [5]

Exemples de politiques de santé scolaire liées à la santé bucco-dentaire [1,34]

1) Environnement scolaire sain

- Des bâtiments scolaires et des terrains de jeux sûrs et bien conçus pour prévenir les blessures et éviter le "syndrome des bâtiments malsains".
- Interdiction de fumer dans les locaux de l'école
- Fluoration
- L'interdiction de la vente d'aliments et de substances malsains à proximité de l'école.
- Eau salubre et bonnes installations sanitaires
- Un environnement psychosocial bienveillant et respectueux

2) Alimentation saine

- Des aliments sains doivent être disponibles dans la cantine scolaire.
- Seuls des repas nutritifs sont servis à la cantine de l'école.
- Promotion des 5 fruits et légumes par jour
- Fontaines d'eau potable dans toute l'école

- Formation des cuisiniers et des prestataires

- Évaluation de l'état nutritionnel

3) Sans sucre

- Interdiction de consommer des aliments et des boissons sucrés dans l'enceinte de l'école

4) Pas d'alcool

- Interdiction de consommer de l'alcool dans l'enceinte de l'école

5) Non fumeur

- Interdiction de fumer dans les locaux de l'école
- Services et conseils en matière de sevrage tabagique

6) Éducation à la santé bucco-dentaire

- L'éducation à la santé bucco-dentaire devrait faire partie de toutes les matières du programme scolaire
- Exercices quotidiens de brossage des dents sous surveillance
- Formation des parents à la santé bucco-dentaire

- Formation du personnel scolaire

7) Services de santé bucco-dentaire

- Travailler en étroite collaboration avec les prestataires de services de santé bucco-dentaire centraux ou locaux
- Faire face aux urgences dentaires
- Suivi des plaintes liées à la santé bucco-dentaire et de l'absentéisme
- Formation du personnel scolaire

8) Lésion buccale

- Prévention des accidents
- Protocole clair des actions vitales à entreprendre sans délai
- Suivi de l'incidence des traumatismes bucco-dentaires

9) Exercice physique

- Engagement à fournir des installations sûres pour l'entraînement sportif
- L'exercice et l'éducation physique sont des éléments

obligatoires du programme scolaire.

- Un protocole , sur la sécurité des sports, par exemple l'utilisation de protège-dents

Une politique coordonnée en matière de nutrition scolaire, en particulier dans le cadre d'une politique globale de santé scolaire, garantit que les élèves reçoivent des messages d'éducation nutritionnelle qui sont renforcés dans l'ensemble de l'environnement scolaire.

Par exemple, une telle politique concernerait les cours d'éducation nutritionnelle, le déjeuner et le petit-déjeuner à l'école, les collations et les fêtes en classe, l'utilisation de la nourriture pour récompenser ou discipliner, et la nourriture vendue dans les distributeurs automatiques, les magasins scolaires, les snack-bars, les événements sportifs et les activités spéciales, ainsi que dans le cadre d'activités de collecte de fonds. L'environnement scolaire peut influencer fortement les attitudes, les préférences et les comportements des élèves en matière d'alimentation. [35]

Le département de politique de santé bucco-dentaire et d'épidémiologie se consacre à la formation de dentistes de santé publique pour (a) diriger des équipes interdisciplinaires dans la conduite d'enquêtes sur les facteurs de risque des maladies bucco-dentaires et leur relation avec les maladies systémiques, (b) utiliser des méthodes de recherche pour étudier les résultats sanitaires des services dentaires, et (c) devenir des leaders dans le domaine de la santé bucco-dentaire au niveau national et international.[36]

Étapes de la planification d'un programme de santé dentaire à l'école

Les étapes de la planification d'un programme de santé dentaire à l'école

sont :

1) Implication d'une équipe de santé scolaire et d'un comité consultatif communautaire
2) Effectuer une analyse de la situation
3) Obtenir la source des données
4) Mise en place d'un engagement et de politiques
5) Mettre en place des politiques de soutien à l'école
6) Obtenir le soutien et l'engagement des parents
7) Fixer des buts et des objectifs

1) Mise en place d'une équipe de santé scolaire / d'un comité consultatif communautaire

Équipe de santé scolaire - L'équipe de santé scolaire est un groupe de personnes qui s'engagent à travailler ensemble pour promouvoir la santé de toutes les personnes qui travaillent et apprennent à l'école.

Idéalement, l'équipe de santé scolaire devrait compter entre 8 et 14 membres. L'équipe est responsable de la gestion, de la coordination et du suivi des politiques de promotion de la santé et du plan d'action, ainsi que de l'établissement de liens avec le personnel éducatif du district, les responsables locaux de la santé et le personnel du ministère.

Comité consultatif communautaire -

Le comité consultatif communautaire est composé de membres ou de responsables de la communauté au sens large qui sont les mieux à même de conseiller et de soutenir l'école.

Les membres de la communauté favorisent les bonnes relations entre l'école et la communauté dans son ensemble, renforçant ainsi l'impact des interventions de promotion de la santé bucco-dentaire.

2) Analyse de la situation

L'objectif de l'analyse de la situation est d'évaluer les besoins, les ressources et les conditions qui sont pertinents pour la planification et le développement d'une école promotrice de santé. Les informations nécessaires sont les suivantes

- Santé actuelle et état de santé bucco-dentaire des enfants.
- Comportements et autres facteurs clés liés à la santé et aux maladies bucco-dentaires.
- Croyances, connaissances, attitudes et comportements en matière de santé bucco-dentaire.
- Programmes et activités existants à l'école et dans la communauté locale.
- Les ressources disponibles à l'école et dans la communauté.

3) Source des données

- Registres scolaires, observations, personnel de l'école, parents et organisations locales.
- Données des autorités sanitaires ; liste de contrôle des services disponibles dans l'école, ainsi que des types et de la fréquence des activités.
- Enquête par sondage auprès des membres de la communauté ; discussion de groupe ciblée avec les dirigeants de la communauté
- Observations, questionnaires structurés ou liste de contrôle,

types et qualité de la nourriture et des boissons dans la cantine / le snack mobile et les distributeurs automatiques dans les locaux de l'école.

4) engagement et politiques

L'engagement et le soutien des services gouvernementaux compétents, en particulier des autorités sanitaires et éducatives, sont impératifs. Le succès des interventions de promotion de la santé bucco-dentaire dépend également du dévouement et de l'implication des élèves, des parents, des enseignants et de la communauté.

5) Politiques scolaires favorables

Les politiques scolaires de soutien sont des composantes essentielles d'une école promotrice de la santé. Les politiques doivent être des documents brefs et simples qui fournissent un cadre de soutien détaillant la raison d'être, les objectifs et les lignes directrices pour le développement, la mise en œuvre et l'évaluation des activités de promotion de la santé bucco-dentaire à l'école.

6) Soutien et engagement des parents

Les parents influencent directement la santé bucco-dentaire de leurs enfants en créant un environnement familial propice à la santé bucco-dentaire. Par le biais de la socialisation primaire, ils transmettent des normes et servent de modèles. Leur contribution à la surveillance des pratiques d'hygiène bucco-dentaire et des comportements alimentaires des enfants à la maison est primordiale.

Le soutien des parents peut être mobilisé par l'intermédiaire de PTM, des gouverneurs d'école et, si nécessaire, d'une réunion spéciale à l'école.

8) Fixer des buts et des objectifs

- Fournir un environnement scolaire physique, organisationnel et psychosocial propice à la santé bucco-dentaire des élèves, des enseignants et du personnel de l'école, ainsi que des familles et de la communauté.
- Réduire les facteurs de risque associés à la santé bucco-dentaire

Améliorer les connaissances et les attitudes en matière de santé bucco-dentaire.

Pour développer les compétences et les comportements nécessaires à une bonne santé bucco-dentaire, les programmes scolaires complets doivent inclure les éléments suivants

- Environnement scolaire sain
- Éducation à la santé à l'école
- Services de santé scolaire
- Nutrition et services alimentaires
- Éducation physique et sportive
- Santé mentale et bien-être
- Promotion de la santé pour le personnel scolaire
- Relations et collaboration avec la communauté scolaire

Types de programmes de santé dentaire à l'école

1) En savoir plus sur votre santé bucco-dentaire

2) Save Our Smiles (programme de dépistage et de scellement)

3) Programme Tattle tooth 1

4) Programme Tattle tooth 2

5) Programme Thêta

6) Programme de santé dentaire pour les enfants du Yukon

7) L'éducation à la santé dentaire d'Askov

8) Le programme de santé bucco-dentaire des écoles du Maine

9) Programme d'aide à la santé dentaire de l'Alaska

10) Programme de santé publique dentaire à l'échelle de l'État de Caroline du Nord

En savoir plus sur votre santé bucco-dentaire

Développement

Il a été développé par l'ADA et son consultant en réponse à une demande de l'assemblée des délégués de l'ADA en 1971. Il s'agissait d'un programme complet couvrant les écoles maternelles, primaires et secondaires. L'objectif était de développer les connaissances, les compétences et les attitudes nécessaires à la prévention des maladies dentaires, la priorité étant de développer des connaissances et des compétences efficaces en matière de contrôle de la plaque dentaire.

Mise en œuvre

Le programme a été mis en œuvre à cinq niveaux, avec du matériel de base que les enseignants peuvent adapter aux besoins des élèves : préscolaire, niveau 1 (K-3), niveau 2 (4-6), niveau 3 (7-9), et niveau 4 (10-12).

L'évaluation

L'évaluation de l'efficacité se fait à l'aide d'objectifs comportementaux en utilisant des pré-tests et des post-tests pour tous les niveaux, à l'exception des niveaux 1 et 2. Une évaluation formelle a été effectuée pour le niveau 3 (1974), le niveau 2 (1974) et le niveau 4 (1980).

Les résultats du niveau 3 indiquent que le programme de l'ADA a favorablement influencé les attitudes et les comportements envers les soins de santé bucco-dentaire. Le niveau 2 a montré la nécessité d'une orientation des enseignants vers le programme afin d'influencer les connaissances des étudiants, tandis qu'au niveau 4, le programme de l'ADA s'est avéré efficace pour améliorer les connaissances en matière de santé bucco-dentaire des élèves de l'enseignement secondaire.[2]

Save Our Smiles (programme de dépistage et de scellement des dents) --

Save our smiles est un programme de santé dentaire préventive en milieu scolaire qui propose une éducation, un dépistage et une orientation. Des rinçages hebdomadaires au fluor et des scellants dentaires sont également proposés dans des zones géographiques spécifiques.

Save our smiles s'adresse aux enfants de Contra Costa Country, de la maternelle à la sixième année ([th]), ainsi qu'aux élèves en difficulté. Les services fournis sont les suivants :

- Éducation à la santé dentaire pour les élèves du primaire, y compris l'apprentissage du brossage des dents
- Salons de la santé dentaire dans les écoles

- Ateliers pour les enseignants et les parents
- Dépistage dans les écoles
- Produits d'étanchéité
- rinçage hebdomadaire de la bouche au fluor pour les communautés

brosses à dents, dentifrice et fil dentaire pour un brossage et un fil dentaire continus (en classe et à la maison) [1]

Programme Tattle tooth 1 - [1,37]

Le programme "tattle tooth" a été développé de 1974 à 1976 dans le cadre d'une coopération entre les organisations professionnelles de santé bucco-dentaire du Texas, l'agence d'éducation du Texas et le département de la santé du Texas, grâce à une subvention du département de la santé et des services humains au BUREAU de la santé dentaire.

Le programme consiste à enseigner aux élèves, en classe, à prendre soin de leurs dents en se brossant les dents, en utilisant du fil dentaire et en suivant un régime alimentaire approprié.

Le matériel de classe pour le programme Tattle tooth a été développé de manière à transmettre une approche positive, humoristique et orientée vers l'activité de l'enseignement des soins dentaires préventifs pour le bénéfice de l'ensemble de la personne.

Mise en œuvre

- Il comprend plus de 16 000 élèves de la maternelle au lycée et environ 540 enseignants dans tout le Texas.
- Des plans de cours distincts ont été élaborés pour chacun des neuf niveaux scolaires : maternelle, six classes élémentaires, collège et lycée.

Paquet de dents de chat [1]

Chaque paquet comprenait 10 leçons d'instructions, un paquet d'informations appelé "people facts and dental facts", qui donnait des instructions sur le brossage des dents, l'utilisation du fil dentaire, la nutrition et la santé dentaire en général.

L'évaluation

L'évaluation s'est appuyée sur des essais sur le terrain.

Programme Tattle tooth 2 -[1,2]

En 1989, le Bureau de la santé dentaire a mis au point un nouveau programme : "Tattle tooth 2", une nouvelle génération pour les élèves de la maternelle à la sixième année, ainsi nommée parce que les personnages des dessins pour les élèves de la maternelle à la deuxième année provenaient de l'ancien programme.

Philosophie et objectifs

L'objectif fondamental du programme est de réduire les maladies dentaires et de développer des habitudes dentaires positives qui durent toute la vie.

Mise en œuvre du programme

Le département de la santé du Texas a employé des hygiénistes pour mettre en œuvre le programme. Les hygiénistes ont été chargés d'instruire les enseignants à l'aide de cassettes vidéo conçues pour la formation des enseignants.

Les thèmes abordés étaient les techniques correctes de brossage et d'utilisation du fil dentaire, la sensibilisation à l'importance de la sécurité, des informations factuelles sur les maladies dentaires, leurs causes et les techniques préventives.

Kit de l'enseignant

Trois cassettes vidéo ont été produites dans le cadre de la formation des enseignants. Elles contenaient des leçons et des instructions pour les enseignants, ainsi que des informations contextuelles supplémentaires afin de préparer les enseignants à enseigner les leçons.

Coût du programme

Le coût estimé par enfant était de 0,60 $.

Évaluation du programme

Tattle 2 a fait l'objet d'une évaluation formative par des enseignants en 1988, au cours de laquelle un questionnaire de 19 questions a été élaboré.

En 1989, une évaluation sommative du programme d'études a été réalisée à l'échelle de l'État.

Programme Thêta- [1,38]

Le programme Teenage Health Education Teaching

Assistants (THETA) a été mis au point par le service de santé publique des États-Unis, division de la dentisterie.

Objectifs

Donner aux jeunes enfants les connaissances et les compétences nécessaires pour les mettre sur la voie d'une pratique dentaire préventive tout au long de leur vie.

Mise en œuvre

Du personnel dentaire qualifié a été utilisé pour former les lycéens intéressés à enseigner la dentisterie préventive aux élèves du primaire. Des suggestions de lignes directrices et un manuel de l'enseignant THETA ont été envoyés à la partie intéressée.

Programme de santé dentaire pour les enfants du Yukon [39]

Le programme de santé dentaire pour les enfants du Yukon est un programme scolaire qui fournit des services de diagnostic, de prévention et de restauration dentaire aux élèves inscrits au programme.

Le Yukon Children's Dental Program offre des services aux enfants du Yukon, de la naissance à la 8e ou 12e année, selon le lieu de résidence de l'enfant. Les services de santé dentaire du Yukon sont fournis sans frais pour le parent ou le tuteur. Les coûts des services sont couverts par le ministère de la Santé et des Affaires sociales du Yukon.

Programme dentaire préscolaire du Yukon

- fournit des services aux enfants âgés de 0 à 5 ans.

Programme dentaire scolaire pour les enfants du Yukon

- fournit des services aux enfants, de la maternelle à la 8e ou 12e année, en fonction de la communauté dans laquelle l'enfant vit.

Inscription

Les parents sont tenus de remplir chaque année le formulaire de consentement à l'examen. Les enfants peuvent bénéficier de ;

- Examen dentaire

  Radiographies diagnostiques (si nécessaire)
- Enseignement de l'hygiène bucco-dentaire
- Nettoyage et/ou détartrage des dents

- Application de fluor
- Produits d'étanchéité

Examen

L'examen dentaire initial est réalisé par un dentiste qui effectue également un examen de rappel tous les deux ans.

Traitement

Si l'enfant a besoin d'un traitement dentaire à la suite de l'examen dentaire, une autorisation de traitement sera envoyée à la maison pour informer l'enfant de ses besoins dentaires et obtenir son consentement écrit.

Une fois ces informations fournies, l'enfant reçoit les soins dentaires prescrits, qui peuvent comprendre les éléments suivants

- Obturation (amalgame d'argent ou résines composites blanches)
- Couronnes en acier inoxydable (dents primaires)
- Pulpotomies (dents primaires)
- Extractions si nécessaire
- Services dentaires d'urgence

Réunions des parents et des tuteurs

Des rendez-vous peuvent être organisés avec le thérapeute dentaire pour discuter des problèmes de santé dentaire des enfants.

L'éducation à la santé dentaire d'Askov [40]

Askov est une petite communauté agricole du Minnesota. Une enquête initiale réalisée en 1943 et 1946 a révélé une incidence très élevée des caries dentaires.

Le programme requiert les services et la coopération de nombreux organismes et individus en plus de la profession dentaire.

Toutes les méthodes reconnues de prévention des caries ont été utilisées dans la démonstration, à l'exception de la fluoration de l'eau communale.

Les résultats des examens dentaires ont été disponibles sur une période de 10 ans :

- Une réduction de 28% des caries dentaires sur les dents de lait des enfants de 3 à 5 ans.
- Une réduction de 34% des caries sur les dents permanentes des enfants de 6 à 12 ans.
- Une réduction de 14% chez les enfants de 13 à 14 ans.

Le programme de santé bucco-dentaire des écoles du Maine [1]

Description

La carie dentaire est la maladie chronique la plus fréquente de l'enfance. Elle touche 85 % des enfants. Les problèmes dentaires peuvent entraîner un retard de croissance, des troubles du développement de la parole, une absence et/ou une incapacité à se concentrer à l'école, ainsi qu'une baisse de l'estime de soi.

Le programme de santé bucco-dentaire en milieu scolaire fournit des subventions, une formation et une assistance technique aux écoles primaires publiques et privées éligibles, les activités étant concentrées sur les classes de la maternelle à la sixième année. Chaque programme est conçu localement pour répondre aux besoins des élèves.

Programme d'aide à la santé dentaire de l'Alaska [41]

L'Alaska Native Tribal Health Consortium (ANTHC), fondé en 1997, est une organisation à but non lucratif à l'échelle de l'État qui fournit une gamme de services médicaux et de santé communautaire à plus de 125 000 autochtones de l'Alaska. Il fait partie de l'Alaska Tribal Health System, qui est détenu et géré par les 229 tribus reconnues par le gouvernement fédéral en Alaska et par leurs organisations régionales de santé respectives.

Conformément à la mission de l'organisation, qui est de "fournir des services de santé de la plus haute qualité en partenariat avec notre peuple et le système de santé tribal de l'Alaska", et de travailler à la réalisation de la vision de l'entreprise, qui est de "faire des autochtones de l'Alaska le peuple le plus sain du monde", il était naturel que le consortium de santé tribal autochtone de l'Alaska inclue dans son plan stratégique le développement du programme d'aide à la santé dentaire (DHA) pour fournir des prestataires de soins dentaires à nos villages ruraux et à nos centres régionaux, qui sont largement sous-desservis.

Programme de santé publique dentaire à l'échelle de l'État de Caroline du Nord [2,42]

Développement

La Caroline du Nord a une longue histoire -

1991 - La monographie de l'enquête sur la santé bucco-dentaire dans les écoles de Caroline du Nord (1986-1987) est publiée et distribuée dans tout le pays. Les principales conclusions sont les suivantes : Le déclin des caries se poursuit ; 80 % des caries sont obturées ; 85 % des caries restantes sont des puits et des fissures ; les scellants sont sous-utilisés ; 80 % des caries restantes concernent 25 % des enfants de Caroline du Nord.

1993 -Une initiative en cinq volets sur les produits d'étanchéité a été lancée, mettant l'accent sur les points suivants 1) Projets de démonstration de produits d'étanchéité dans les écoles 2) Expositions sur les produits d'étanchéité 3) Campagne médiatique 4) Projets d'étanchéité public-privé 5) Campagne sur les points de vente "Ask Us About Sealants" (interrogez-nous sur les produits d'étanchéité).

1994 - Un projet de résidence en santé publique dentaire a consisté en une étude scientifique visant à évaluer l'efficacité des programmes de fluoration de l'eau et de rinçage buccal au fluorure dans les écoles. [42]

1995 - La Caroline du Nord a organisé un symposium national sur les questions actuelles de l'action, de l'efficacité et de l'utilisation du fluor.

Des techniques normalisées de dépistage dentaire ont été mises au point pour fournir une évaluation statistiquement valable des dents cariées et obturées dans chaque comté.

1997 - Le dernier grand réseau d'eau communautaire de Caroline du Nord desservant plus de 10 000 personnes, Hendersonville, est fluoré.

2000 - Le partenariat Into the Mouths of Babes (IMB) avec des professionnels de la santé a commencé à fournir des services de prévention bucco-dentaire, notamment des vernis fluorés, aux nourrissons et aux enfants en bas âge bénéficiant de Medicaid.

2001 - Subvention du National Institute of Dental and Craniofacial Research (NIDCR) utilisée pour évaluer l'efficacité du vernis fluoré dans le cadre du programme Smart Smiles.[42]

2002 - En raison d'une pénurie budgétaire et du manque de données sur l'efficacité actuelle, le programme de rince-bouche au fluor dans les écoles a été interrompu. L'accent est désormais mis sur les scellants pour la prévention des caries chez les enfants d'âge scolaire.

2007 - Sur la base des données de l'enquête dentaire 2003-2004 de l'État de Caroline du Nord, la section de la santé bucco-dentaire a rétabli le programme de rince-bouche au fluor dans les écoles élémentaires présentant les taux les plus élevés de maladies dentaires.

2010 - Les services de santé bucco-dentaire pour les soins spéciaux : A North Carolina Commitment, Report from the Special Care Dentistry Advisory Group a été présenté à la North Carolina Public Health Task Force, à la North Carolina Public Health Study Commission et à la North Carolina Commission on Aging.

Dans certains pays en développement, la fourniture de soins d'urgence, d'extractions dentaires et de traitements de restauration peut s'avérer très importante.

Les services fournis sont les suivants

- Dépistage
- Examen dentaire
- Renvoi
- Nutrition et services alimentaires - programme de repas scolaires
' Exercice physique [2]

Avantages et inconvénients des cliniques dentaires scolaires

Les cliniques dentaires scolaires présentent à la fois des avantages et des inconvénients. Mais les avantages sont plus nombreux.

Dans les cliniques dentaires scolaires, les facteurs tels que les problèmes de transport, la disponibilité des parents et les rendez-vous manqués sont considérablement réduits. Cela a d'importantes répercussions sur la santé bucco-dentaire des enfants vivant dans des zones mal desservies. Les écoles constituent un lieu naturel pour fournir des soins dentaires préventifs et adaptés. [43]

Les centres de santé scolaires évitent aux parents d'avoir à s'absenter de leur travail et, grâce aux stocks de médicaments couramment prescrits disponibles gratuitement sur place, ils permettent également d'économiser l'argent et le temps habituellement perdus dans les déplacements à la pharmacie. Des études montrent que l'existence d'un centre de santé scolaire améliore également l'assiduité des élèves, le taux d'abandon scolaire et le comportement en classe.[44]

Avantages des cliniques dentaires scolaires :

1. Les cliniques dentaires scolaires peuvent apporter des soins dentaires complets, y compris des mesures préventives, aux enfants scolarisés, là où ils sont de toute façon rassemblés en plus grand nombre pour des raisons non dentaires. Cette solution est particulièrement avantageuse dans les régions dépourvues de dentistes. La combinaison de l'éducation et de la santé est judicieuse, tant sur le plan idéologique que logistique. Cette méthode a permis d'obtenir un taux d'utilisation des services de soins dentaires plus élevé que n'importe quelle autre méthode.

2. Les cliniques dentaires scolaires sont moins menaçantes pour les enfants que les cabinets privés, car les enfants se trouvent dans un environnement familier. En outre, le contact quotidien des enfants avec le personnel dentaire dans d'autres rôles, tels que la participation à diverses activités scolaires avec les enseignants, peut avoir un effet durable sur leur attitude à l'égard de l'odontologie en général.

3. L'implantation des cliniques dentaires dans les locaux scolaires favorise l'éducation à la santé dentaire. Les membres de l'équipe de santé dentaire peuvent facilement participer à l'enseignement en classe, puis renforcer leurs messages par des instructions individuelles au fauteuil. [5]

4. En fournissant certains services dentaires de base aux frais de l'État, les personnes à faible revenu sont plus à même de s'offrir des soins dentaires privés de nature spécialisée lorsque cela s'avère nécessaire. La valeur des soins publics est maximale pendant les années d'école primaire et devrait céder la place à un mécanisme par lequel les patients peuvent être transférés vers des dentistes privés pendant les années d'adolescence pour toutes les phases des soins dentaires.

5. En raison de la facilité avec laquelle il est possible d'effectuer régulièrement des inspections dentaires de routine pour des groupes entiers d'étudiants, la demande de soins dentaires est généralement stimulée par une clinique scolaire, même au-delà de sa capacité à fournir de tels soins. Cette demande favorise généralement l'orientation des patients vers des

praticiens privés.

6. Les cliniques dentaires scolaires constituent un cadre idéal pour l'utilisation des auxiliaires dentaires à service élargi, des thérapeutes ou des infirmières dentaires. Les auxiliaires de ces derniers types sont plus satisfaits de leur travail, ce qui a augmenté leur durée de vie professionnelle. [5]

7. Les cliniques dentaires scolaires offrent la possibilité d'un emploi à temps partiel ou à temps plein à des dentistes d'âges divers. Les jeunes dentistes peuvent trouver dans ce type d'emploi un bon moyen de démarrer. Les dentistes plus âgés sont souvent heureux de maintenir un lien avec ces cliniques pour changer de visage par rapport à la pratique privée. Dans les deux cas, les références du service scolaire à la pratique privée peuvent s'avérer un avantage pour le dentiste privé.

8. Les cliniques dentaires scolaires peuvent réduire le coût des soins dentaires en contrôlant à la fois les dépenses d'investissement et les dépenses de fonctionnement. Les dépenses d'investissement peuvent être réduites parce que les

services publics ont un pouvoir d'achat groupé et ont moins besoin de répondre à la concurrence de style comme dans les cabinets privés.

9. Les cliniques dentaires scolaires facilitent en général l'évaluation par les pairs, soit au niveau informel, soit lorsqu'elles sont instituées officiellement dans le cadre du service public.

10. Les cliniques dentaires scolaires et les autres cliniques dentaires, lorsqu'elles sont associées à des cliniques médicales, peuvent faciliter les consultations sur les problèmes médico-dentaires. Les enfants sont traités dans un lieu facilement accessible. [5]

Les autres avantages sont les suivants

- Les problèmes de transport sont éliminés
- Les enfants s'absentent moins longtemps de l'école
- Les parents à faible revenu qui travaillent manquent moins de travail
- Les soins sont dispensés dans un lieu familier et

confortable pour les enfants.

- Le cadre du traitement est généralement sensible à la culture
- Il y a la possibilité d'une modélisation positive par les pairs.
- Un élève absent peut être facilement remplacé dans l'emploi du temps
- Le soutien administratif de l'école et la connaissance individuelle des enfants favorisent la réussite du programme.
- L'équipement portable peut être utilisé sur plusieurs sites

Les programmes scolaires peuvent être reliés aux centres de santé communautaires, aux cabinets dentaires privés et aux dispositifs de protection sociale. [45]

Inconvénients des cliniques dentaires scolaires :

1. Les cliniques à un fauteuil, couramment utilisées dans les anciens programmes dentaires scolaires, se sont révélées insuffisantes.

2. La brièveté des heures de cours et la longueur des vacances scolaires ont rendu difficile l'emploi à plein temps du personnel aux États-Unis, alors que l'Australie ne signale aucun problème de ce type. [5]

3. Il y a peu de temps passé en tête-à-tête avec les parents pour discuter du développement de bons comportements en matière de santé bucco-dentaire chez leurs enfants.

4. La journée scolaire est quelque peu perturbée lorsque les prestataires de programmes de santé bucco-dentaire de l'école sont présents dans l'établissement.

5. La prestation de soins complets en milieu scolaire peut être controversée.

6. Les dentistes privés de la communauté peuvent considérer le programme scolaire comme concurrentiel. [45]

Quelques programmes de santé bucco-dentaire en milieu scolaire dans différents pays

1. Programme d'éducation à la santé bucco-dentaire pour les écoliers de La Mecque

2. Programme Smiling Schools en Namibie

3. Programme d'éducation à la santé bucco-dentaire en milieu scolaire en Chine

4. Programme de santé bucco-dentaire à l'école au Koweït

5. Programme de santé bucco-dentaire à l'école en Inde

Programme d'éducation à la santé bucco-dentaire pour les écoliers de La Mecque

En 2003, un programme de santé bucco-dentaire destiné aux écoliers de la ville sainte de La Mecque a été lancé dans le cadre d'une collaboration entre le centre dentaire spécialisé de l'hôpital spécialisé Alnoor et la direction de l'éducation de la ville de La Mecque. Le programme s'adressait aux écoliers des troisième et quatrième classes primaires (8 à 10 ans).

Les enfants et l'enseignant ont reçu une fiche

d'information sur la santé bucco-dentaire ainsi qu'un paquet cadeau comprenant des brosses à dents, de la pâte et un gobelet.[1]

A la fin de la session qui dure environ 3 heures, les enfants et leurs enseignants ont reçu des certificats signés par le directeur du centre dentaire.

Au total, environ 350 écoliers ont participé à ce programme entre 2003 et 2004.

PROGRAMME "ÉCOLES SOURIANTES" EN NAMIBIE

Le programme a été financé par le gouvernement de Namibie et l'OMS, même si le nombre de caries chez les enfants namibiens est encore faible. Il est donc urgent d'influencer les habitudes de santé bucco-dentaire de la population générale, en particulier des enfants, qui peuvent être éduqués à des mesures de santé bucco-dentaire correctes qui préviendraient l'apparition de caries et de maladies des gencives.

Le projet a d'abord été mis en œuvre dans trois écoles. Des brosses à dents ont été fournies aux écoles et vendues aux enfants. Le dentifrice n'a pas été utilisé pendant la séance de brossage à l'école, mais les enfants ont été encouragés à utiliser un dentifrice au fluor à la maison. Deux moniteurs de santé bucco-dentaire par classe ont été formés et des séances de brossage de dents ont été organisées pendant les pauses sous leur supervision six fois par mois. 50 à 90 % des enfants ont participé. [1]

- 65 écoles souriantes ont été créées dans tout le pays au cours de la période 1996-1998.
- 19 facilitateurs (dentiste régional et hygiéniste bucco-dentaire) de 10 régions ont été formés.
- 169 enseignants ont été formés et 51 038 enfants de l'école primaire ont bénéficié du programme.
- 36 infirmières de 8 régions ont été formées.

PROGRAMME D'ÉDUCATION À LA SANTÉ BUCCO-DENTAIRE EN MILIEU SCOLAIRE À CHINE

Le comité de santé bucco-dentaire de la province de Hubei et l'université de Copenhague (Danemark), qui collabore avec l'OMS, ont mené en 1998 des projets dans les écoles primaires de la ville de Wuhan, en Chine. [1]

CONTEXTE ET JUSTIFICATION :

L'éducation à la santé bucco-dentaire des écoliers est une priorité en Chine. La campagne nationale **"LOVE TEETH DAY"** est menée chaque année depuis 1989 et son succès souligne l'engagement de la Chine dans la promotion de la santé bucco-dentaire. La teneur en fluor de l'eau potable dans ce district était faible (0,2 ppm) et les soins dentaires n'étaient disponibles que dans un seul hôpital.[1]

APERÇU DU PROJET :

Six écoles primaires ont été choisies au hasard dans ce district, trois écoles expérimentales et trois écoles de contrôle, avec un suivi de trois ans.

Les enseignants ont reçu une formation à la santé bucco-dentaire dans le cadre d'ateliers organisés par les responsables de l'éducation et les dentistes du district.

Éducation à la santé bucco-dentaire en classe, accent mis sur l'alimentation et la nutrition et intégration de la santé bucco-dentaire dans les activités générales de santé et d'éducation scolaire.

Les élèves ont participé aux instructions quotidiennes d'hygiène bucco-dentaire données par les enseignants. Il était recommandé de se brosser les dents deux fois par jour avec un dentifrice au fluor.

Une formation mensuelle à l'hygiène bucco-dentaire faisait partie du programme.

Conclusion

a eu un effet positif sur le comportement et l'éducation en matière de santé bucco-dentaire, mais aucune amélioration de l'état des caries n'a été constatée.

Programme de santé bucco-dentaire à l'école au Koweït
[46]

Le programme de santé bucco-dentaire à l'école, au Koweït, est un programme complet basé sur les écoles/liens qui fournit une éducation, une prévention et un traitement en matière de santé bucco-dentaire à près de 270 000 écoliers koweïtiens. Ce programme est le fruit d'une collaboration entre le ministère de la santé du Koweït et l'institut de recherche Forsyth de Boston (États-Unis). [46]

Ce programme a été mis en place en 1982-83 sur une base pilote et a été étendu par la suite. Le programme de santé bucco-dentaire en milieu scolaire fournit une éducation à la santé bucco-dentaire,

La prévention et le traitement des maladies infectieuses touchent près de 270 000 élèves des écoles publiques du Koweït. Les services sont fournis par le biais d'un système de cliniques dans les centres et les écoles et d'équipes mobiles de prévention. L'un des développements récents est l'utilisation efficace d'unités dentaires portables pour la fourniture de soins préventifs aux enfants dans les écoles, sans qu'ils aient besoin de se rendre dans des cliniques dentaires. [47]

Les procédures préventives effectuées dans le cadre de ce programme sont l'application semestrielle d'un vernis fluoré et la mise en place de scellements de puits et de fissures sur les molaires permanentes et les prémolaires qui viennent de faire éruption. Ces dernières années, le programme de santé bucco-dentaire en milieu scolaire a amélioré sa couverture des enfants, la prévention atteignant 80 %. Cela a entraîné une réduction considérable des besoins en matière de traitement, comme en témoigne le nombre réduit de restaurations en composite réalisées dans le cadre de ce programme au cours des six dernières années.

Historique du programme

Le programme de santé bucco-dentaire à l'école, au Koweït, a débuté comme projet pilote dans le gouvernorat de la capitale en 1983. Fort de son succès initial, le programme a été étendu au gouvernorat d'Al-Ahmadi en 1986. En 1993-94, le ministère de la Santé a décidé d'étendre ce programme à tous les autres gouvernorats - Al- Farwaniya, Hawally et Al-Jahra.

En 2000, le programme de santé bucco-dentaire scolaire dans tous les gouvernorats a été placé sous la direction du ministère de la santé du Koweït et de l'Institut Forsyth. En 2004, une autre branche a été créée dans le nouveau gouvernorat de Mubarak Al-

Kabeer. Aujourd'hui, le programme de santé bucco-dentaire scolaire est présent dans les 6 gouvernorats du Koweït.[47]

Prestation de soins

Aujourd'hui, le programme de santé bucco-dentaire scolaire est responsable de l'éducation à la santé bucco-dentaire, de la prévention et du traitement de tous les enfants des écoles publiques du Koweït âgés de 6 à 16 ans, tandis que les enfants des jardins d'enfants âgés de 4 à 5 ans bénéficient d'une éducation et de soins préventifs primaires. Environ 280 000 enfants peuvent bénéficier de soins dans le cadre du programme de santé bucco-dentaire scolaire.

Les soins sont dispensés par un système de cliniques dans les centres et les écoles et par des équipes mobiles de prévention qui fournissent des services préventifs aux enfants dans les écoles qui n'ont pas de cliniques dentaires permanentes.[48]

Des centres de soins sont présents dans chaque gouvernorat. Il s'agit d'un système de polycliniques ouvertes le matin et l'après-midi. Le nombre de cliniques dentaires dans chaque centre varie de 8 à 15. Au total, il y a 70 cliniques dentaires dans 6 centres. Le matin, les cliniques sont réservées à la prévention, aux soins d'urgence, aux procédures de restauration et aux traitements endodontiques, tandis que le soir, l'accent est mis sur les procédures de restauration.

Les cliniques scolaires sont des cliniques dentaires présentes dans une école primaire ou intermédiaire. Le programme de santé bucco-dentaire en milieu scolaire compte 65 cliniques entièrement équipées, chacune gérée par un dentiste et deux assistants dentaires. Les cliniques mobiles préventives sont composées d'unités dentaires portables qui sont déplacées d'une école à l'autre pour fournir des services de prévention primaire, des applications de vernis fluoré et des scellements de fissures.

Éducation à la santé bucco-dentaire

Les activités éducatives sont les suivantes :

• Tous les élèves bénéficient d'au moins deux cours d'éducation à la santé bucco-dentaire avec un brossage des dents supervisé au cours de chaque année scolaire.

• Des séances d'éducation à la santé bucco-dentaire sont organisées pour les parents et les futures mères. [48]

• Des programmes d'éducation à la santé dentaire sont organisés à l'intention des enseignants.

• Les équipes éducatives du programme de santé bucco-dentaire scolaire participent aux activités de l'école.

• Les équipes éducatives participent à des activités communautaires dans des lieux publics.

• Chaque année, environ 4 000 heures sont consacrées à l'éducation à la santé.

• Des efforts concentrés sont déployés pour que l'éducation à la santé soit fondée sur les besoins.

• Les équipes d'éducation à la santé travaillent en étroite collaboration avec les équipes de prévention.

• Chaque année, le département prépare de nouveaux supports pédagogiques.

• Nous nous efforçons de transmettre nos messages au public par le biais d'e-mails et de SMS.

Prévention de la santé bucco-dentaire

Les activités de prévention primaire sont les suivantes :

• Les procédures préventives sont appliquées à tous les enfants ayant donné leur consentement tout au long de l'année.

- Tous les enfants reçoivent deux fois par an un vernis au fluor.

- Des scellements de puits et de fissures sont effectués, ciblant les molaires et les prémolaires nouvellement érigées, y compris les lésions carieuses précoces.

- Pendant l'année scolaire, la quasi-totalité des procédures préventives sont dispensées aux enfants dans les locaux de l'école

Services de traitement [49]

Le protocole de traitement des écoliers est le suivant :

- Les soins dentaires sont dispensés à tous les enfants ayant donné leur accord.

- Les enfants reçoivent des soins dentaires pédiatriques généraux.

- Des soins d'urgence sont prodigués.

- Le traitement est dispensé par quadrant.

- L'accent est mis sur les premières molaires permanentes.

- Le traitement est dispensé dans des centres et des cliniques scolaires.

- L'accent est mis sur le respect des procédures universelles de contrôle des infections [3] ainsi que sur la dentisterie à quatre mains.[49]

Conclusions et recommandations

- Une prévention primaire efficace est la clé du contrôle des caries dentaires.

- Le programme de santé bucco-dentaire en milieu scolaire se concentrera sur l'amélioration de la couverture de la prévention à l'avenir.

- Une prévention systématique sur une certaine période donnera des résultats, comme le montrent les récentes observations au Koweït.

Programme de santé bucco-dentaire à l'école en Inde

La santé est vitale pour le bien-être général, la croissance, le développement, l'apprentissage, la nutrition, la communication et l'estime de soi de chacun. La santé bucco-dentaire est une attente fondamentale de tous les Indiens.

Une mauvaise santé bucco-dentaire, des maladies et

des affections bucco-dentaires non traitées ont un impact significatif sur la qualité de vie. Cela affecte les besoins humains les plus fondamentaux, notamment la capacité de manger et de boire, d'avaler, de se nourrir correctement, de sourire et de communiquer.

L'Inde révèle des disparités en matière de santé bucco-dentaire, les groupes à faible revenu présentant des taux de maladie plus élevés et un accès limité ou inexistant aux soins. Dentiste : Le rapport entre le nombre de dentistes et la population dans les zones rurales est lamentablement bas, avec moins de 2 % de dentistes pour 72 % de la population rurale. Les statistiques révèlent une triste réalité : 95 % de la population indienne souffre de maladies des gencives, 50 % seulement utilisent une brosse à dents et 2 % seulement de la population se rend chez le dentiste. Ce constat a sonné l'alarme et la nécessité d'un plan d'action, d'un outil permettant de déployer des efforts soutenus. Le programme national de santé bucco-dentaire a donc été lancé pour évaluer précisément les besoins, contrôler les résultats, réduire les disparités, améliorer l'accès aux soins et, en fin de compte, améliorer la santé bucco-dentaire. [50]

Le programme national de santé bucco-dentaire, une initiative de l'Association dentaire indienne (IDA), affirme que la santé bucco-dentaire est essentielle à la santé et au bien-être général. Ce programme cristallise l'objectif de l'IDA de parvenir à une santé bucco-dentaire optimale d'ici 2020. Ce programme révolutionnaire s'attaque à "l'épidémie silencieuse des maladies bucco-dentaires", qui vise à :

- Prévention des maladies bucco-dentaires chez les écoliers.
- Détection et traitement en temps utile des maladies bucco-dentaires.

Carte nationale de santé bucco-dentaire

Cette carte d'identification unique constitue un passeport pour la santé bucco-dentaire tout au long de la vie. Bien que les maladies bucco-dentaires ne mettent que rarement la vie en danger, elles ont un impact sur la qualité de vie. Les maladies dentaires sont coûteuses à traiter mais simples à prévenir. En outre, les problèmes dentaires peuvent entraîner des douleurs intenses, la perte de jours de travail et la morbidité. La carte nationale de santé bucco-dentaire, première carte de ce type créée par l'IDA, vous offre de nombreux avantages en matière de santé bucco-dentaire. Où que vous soyez, vous pouvez être assuré de bénéficier de soins de santé bucco-dentaire complets. [50]

Les différentes cartes introduites sont :

- **Carte de santé bucco-dentaire de l'enfant** - vise une santé bucco-dentaire optimale pour les générations futures. L'IDA reconnaît que les enfants dont les parents sont plus exposés aux caries dentaires ou aux maladies des gencives peuvent également présenter un risque plus élevé. Après examen, les enfants ont été répartis en trois catégories : risque léger, risque modéré et risque élevé. Les examens dentaires sont rendus obligatoires pour améliorer la santé bucco-dentaire, qui est vitale pour la santé générale.

- **Carte de santé bucco-dentaire familiale** - Elle répond à tous les besoins uniques et particuliers en matière de santé bucco-dentaire de l'ensemble de la famille, du bébé à l'adulte. Cette carte permet à la famille de partir à la découverte d'un mode de vie sain et sûr, en commençant par une bonne santé bucco-dentaire.

- **Carte de santé bucco-dentaire d'entreprise** - Elle garantit un accès pratique aux traitements de santé bucco-dentaire les meilleurs et les plus rentables. Cette carte aide l'individu à rester en pleine forme, car les complications chroniques telles que les maladies cardio-vasculaires, le diabète, les accidents vasculaires cérébraux, la maladie d'Alzheimer, les accouchements prématurés, etc. se reflètent dans la bouche. La détection précoce contribue à la prévention.[50]

- **Carte de santé bucco-dentaire de Platine** - Elle est destinée aux personnes âgées, car l'IDA insiste sur le fait que "les dents, c'est pour la vie" et que vieillir peut être beau. Cette carte aide à conserver des dents saines à mesure que l'on avance en âge. Le vieillissement réduit le flux salivaire, ce qui entraîne des caries et des difficultés à manger, à parler et à avaler, affectant ainsi l'état de santé général et la qualité de vie.

- **Carte de privilège spécial** - vise à étendre les soins bucco-dentaires aux personnes handicapées et aux personnes souffrant d'un retard mental. Ces personnes sont plus sujettes aux caries dentaires ou aux maladies des gencives et courent un risque plus élevé. Elles ont besoin de soins particuliers car elles sont peu sensibilisées à la santé bucco-dentaire, ont une mauvaise coordination de leur corps et ont besoin d'un accès supplémentaire aux services dentaires.

- **Muskaan - Vise** à étendre les soins bucco-dentaires aux Indiens des zones rurales parce que Dentiste : Dans les zones rurales, le ratio dentiste/population est lamentablement bas, avec moins de 2 % de dentistes pour 72 % de la population rurale. Cette carte introduit des soins bucco-dentaires préventifs, interceptifs, curatifs et éducatifs dans le système de soins dentaires existant dans l'Inde rurale.

Mois de la santé bucco-dentaire

Le Mois de la santé bucco-dentaire (MBS) vise à sensibiliser le public à l'hygiène bucco-dentaire et à résoudre des problèmes importants tels que la carie dentaire et les cavités, la plaque, le tartre, le bruxium, les maladies des gencives, les problèmes liés aux dents de sagesse, la sécheresse buccale et la mauvaise haleine. Elle vise à aider les gens à comprendre les causes, les symptômes et les conditions des problèmes dentaires, ainsi que les moyens d'améliorer les mauvaises habitudes. Il a été lancé en 2004 par l'Association dentaire indienne et Colgate. [50]

Défi "Brush Up

La campagne "Brush Up Challenge" a été lancée pour faire adopter de bonnes habitudes d'hygiène bucco-dentaire, car de nombreux Indiens ne connaissent pas la bonne technique pour se brosser les dents. Certains utilisent leur doigt au lieu d'une brosse, de la poudre dentifrice noire, des préparations à base de tabac, des brindilles d'herbes, etc. L'IDA et Colgate-Palmolive (India) Ltd ont entrepris diverses activités innovantes pour promouvoir les soins buccodentaires. En octobre 2007, un nombre record de 177 003 personnes se sont brossé les dents simultanément dans 380 lieux à travers l'Inde, en un seul jour et à une seule heure. Cette action a permis de créer un record du monde Guinness en Inde pour le "plus grand nombre de personnes se brossant les dents (en plusieurs endroits)". [50]

Programme de sensibilisation des parents

L'IDA cible les parents pour les programmes d'éducation à la santé bucco-dentaire, car ils sont le premier enseignant de l'enfant dans la vie et jouent un rôle important dans le maintien de la santé bucco-dentaire globale. Le maintien d'une bonne hygiène buccodentaire par un brossage et des soins dentaires réguliers, tant pour le parent que pour l'enfant, améliorera la santé bucco-dentaire et contribuera à réduire le risque de propagation des bactéries responsables des caries. La carie dentaire étant une maladie bactérienne transmissible, les parents devraient non seulement recevoir des soins dentaires réguliers, mais aussi ne pas partager leurs brosses à dents avec leurs enfants. Limiter la consommation de sucre, car sa fréquence et son exposition augmentent le risque de carie dentaire. Nous rappelons aux parents que leurs enfants acquièrent de bonnes habitudes de santé bucco-dentaire en les observant ou en se brossant les dents sous surveillance.

Le programme de sensibilisation des parents d'IDA transmet une éducation à la santé bucco-dentaire en éduquant les parents par le biais de conférences, de démonstrations et de présentations audiovisuelles sur la santé bucco-dentaire. Nous faisons comprendre que la santé bucco-dentaire de l'enfant est liée à sa santé générale.

Colgate Bright Smiles, Bright Futures (Sourires brillants, avenirs brillants)

Le programme éducatif de santé bucco-dentaire **Colgate Bright Smiles, Bright Futures** a été développé dans le monde entier pour enseigner aux enfants des habitudes de santé bucco-dentaire en matière d'hygiène de base, d'alimentation et d'activité physique. Ce programme encourage également les professionnels dentaires, les responsables de la santé publique, les leaders civiques et, surtout, les parents et les éducateurs à s'unir pour souligner l'importance de la santé bucco-dentaire dans le cadre du développement physique et émotionnel global de l'enfant. [51]

Bright Smiles, Bright Futures India (sourires brillants, avenirs brillants)

Dans le cadre de ce programme, mené par Colgate-Palmolive, Inde, les enfants des écoles primaires reçoivent des instructions sur les soins dentaires de la part de membres de la profession dentaire et de l'Association dentaire indienne. L'enseignement est dispensé à l'aide de supports audiovisuels et de documents imprimés créés par l'entreprise. Des packs de soins dentaires gratuits, comprenant une brosse à dents et un dentifrice, sont également distribués par la société pour encourager une bonne hygiène bucco-dentaire.

Formation des enseignants

Une formation aux bases de la santé bucco-dentaire est dispensée aux enseignants. Cela leur permet de jouer un rôle important dans la prévention bucco-dentaire en inculquant de bonnes habitudes de soins bucco-dentaires aux élèves. La formation des enseignants

Le programme constitue une partie essentielle du programme Colgate Bright Smiles, Bright Futures

Le programme. À ce jour, 2 54 000 enseignants ont été formés dans le cadre de ce programme. [51]

Programme national de santé bucco-dentaire

Colgate-Palmolive India poursuit sa marche dans le domaine de la sensibilisation à la santé bucco-dentaire par le biais du programme d'éducation à la santé dentaire dans les écoles. Dans le cadre de ce programme, depuis 1976, plus de 95 millions d'écoliers des zones rurales et urbaines du pays, âgés de 5 à 12 ans, ont été sensibilisés. Les membres de diverses branches locales de l'IDA et d'organisations professionnelles de soins bucco-dentaires ont organisé le programme dans tout le pays à l'aide de supports audiovisuels, d'affiches, de tableaux et de démonstrations de techniques de brossage correctes. [51]

Certains programmes de prévention en milieu scolaire

1) Brossage des dents en classe
2) Fluoration de l'eau dans les écoles
3) Programme de rinçage buccal au fluor dans les écoles
4) Programme de comprimés de fluor dans les écoles
5) Thérapie topique au fluorure
6) Programmes d'étanchéité en milieu scolaire
7) Programmes de repas scolaires
8) Renvoi général

1) Brossage des dents en classe

La plaque est une entité structurelle spécifique mais très variable résultant de la colonisation par des micro-organismes de la surface des dents, des restaurations et d'autres parties de la cavité buccale. Elle est constituée de composants salivaires comme la mucine, de cellules épithéliales desquamées, de débris de micro-organismes, le tout intégré dans une matrice extracellulaire gélatineuse.

Les bactéries présentes dans la plaque dentaire

produisent des acides qui provoquent des caries. La plaque dentaire entraîne également des maladies parodontales. Cette maladie peut devenir une infection grave. Elle peut endommager les os et détruire les tissus autour des dents.

La meilleure défense consiste à éliminer la plaque avant qu'elle n'ait la possibilité de s'accumuler et de causer des problèmes. Le brossage permet d'éliminer la plaque sur les grandes surfaces des dents. Le fil dentaire élimine la plaque entre les dents. [52]

Un programme de brossage quotidien des dents avec un dentifrice fluoré, supervisé par un enseignant, peut être efficacement ciblé dans les communautés socialement défavorisées et entraîner une réduction significative des caries dentaires. [53] Il est prouvé que l'utilisation régulière d'un dentifrice contenant du fluorure contribue à réduire le besoin de plombages et d'extractions.

Les points importants sont -

- Les enfants sont toujours surveillés lorsqu'ils se brossent les dents
- Chaque enfant a sa propre brosse à dents étiquetée.

- Les brosses à dents sont remplacées au moins une fois par trimestre ou plus tôt si nécessaire.
- Les enfants mettent le dentifrice sur une brosse sèche, puis se brossent les dents pendant environ deux minutes.
- La quantité correcte de pâte dentifrice est distribuée sur des mouchoirs en papier pour que votre enfant puisse se brosser les dents dans un groupe supervisé pendant deux minutes. Il n'y a pas de rinçage, l'enfant est encouragé à essuyer l'excès de pâte sur le papier de soie.
- Chaque brosse à dents est soigneusement rincée avant d'être rangée pour la prochaine fois. [54]

Des brosses à dents ont été fournies et l'accent a été mis sur l'importance de faire appel au personnel de l'école pour aider et encourager les enfants à se brosser les dents quotidiennement. L'amélioration précoce de la propreté bucco-dentaire s'est maintenue après une période de quatorze mois. [55]

Bien que le programme de brossage des dents soit facultatif, il constitue un outil précieux pour renforcer une bonne hygiène bucco-dentaire. Les enfants apprennent qu'il est important de se laver les mains avant de manger et de se brosser les dents après avoir mangé, en particulier avant d'aller se coucher.

Les étapes d'un brossage de dents efficace

Cette routine est fournie à titre indicatif, mais il se peut que votre établissement doive la modifier légèrement pour l'adapter à votre environnement. [56]

Étape 1

Dépose une couche de dentifrice (de la taille d'un petit pois) sur la brosse à dents de chaque enfant en utilisant le dentifrice individuel de l'enfant. Le dentifrice est remis dans le sac. Un seul tube de dentifrice devrait durer plus de trois mois. Il est important de n'utiliser qu'une couche de dentifrice, car les enfants peuvent ne pas recracher.

Étape 2

Après avoir mangé, les enfants doivent être encouragés à boire autant d'eau qu'ils le souhaitent.

Étape 3

Après avoir bu, les enfants peuvent se brosser les dents, en avalant la salive et la pâte au fur et à mesure. Les enfants doivent être encouragés à se laver les dents en utilisant la technique démontrée et doivent se brosser les dents pendant environ une minute (certains groupes ont trouvé utile de jouer une chanson pendant ce temps). [56]

Étape 4

Lorsque les enfants ont fini de se brosser les dents, ils peuvent soit

a. Rincez leur brosse à dents individuellement et secouez l'excédent d'eau.

b. Placez leur brosse à dents dans le gobelet pour que les soignants puissent la nettoyer et la rincer.

Étape 5

Les brosses à dents sont remplacées dans le sac/la valise de l'enfant par du dentifrice.

Étape 6

Les sacs doivent être stockés dans un endroit sec pour leur permettre de sécher complètement ou les caisses doivent être stockées avec les couvercles ouverts pendant quelques heures pour permettre aux brosses de sécher (cela permet d'éviter la formation de moisissures et la prolifération de bactéries).

Étape 7

Une solution de détergent et d'eau doit être utilisée pour laver l'évier où les brosses à dents ont été rincées. Il convient de porter des gants pour effectuer cette opération. Essuyez l'évier avec du papier absorbant. [56]

Le brossage quotidien des dents est bénéfique pour les enfants en leur apprenant que des dents et des gencives saines sont essentielles pour une mastication, une élocution et une apparence correctes.[57]

Objectif du programme de brossage quotidien des dents

Ce programme constitue un moyen sûr et efficace de réduire les caries dentaires et les maladies parodontales. En exposant les jeunes enfants à de bonnes pratiques d'hygiène bucco-dentaire, les effets se font sentir jusqu'à l'âge adulte.

Les participants se brossent les dents quotidiennement avec une quantité de dentifrice fluoré adaptée à leur âge, sous surveillance. Le bénéfice est de nature topique, le fluor touchant les dents. [58]

Brossage des dents

☐ Le brossage doit avoir lieu à la même heure chaque jour (de préférence après un repas ou une collation).

☐ Chaque enfant doit avoir sa propre brosse à dents étiquetée. Ils ne sont pas autorisés à partager les brosses à dents.

☐ Surveillez toujours les enfants qui se brossent les dents et rappelez-leur de ne pas avaler le dentifrice.

☐ Le brossage des dents peut se faire partout où il y a un lavabo à la hauteur appropriée.

disponible.

☐ Si les brosses sont contaminées, remplacez-les immédiatement.

☐ Ne jamais conserver les brosses dans des verres d'eau.

☐ Remplacez les brosses à dents tous les 3 à 4 mois. [58]

2) Fluoration de l'eau dans les écoles

La fluoration de l'eau est l'ajout contrôlé de fluorure à une source d'eau publique afin de réduire les caries dentaires. L'eau fluorée contient du fluor à un niveau efficace pour prévenir les caries ; cela peut se produire naturellement ou par l'ajout de fluor. [59]

L'eau fluorée agit sur les surfaces dentaires dans la bouche - elle crée de faibles niveaux de fluorure dans la salive, ce qui réduit la vitesse à laquelle l'émail des dents se déminéralise et augmente la vitesse à laquelle il se reminéralise dans les premiers stades de la carie.[60]

La fluoration n'affecte pas l'apparence, le goût ou l'odeur de l'eau potable.[61] La fluoration de l'eau réduit efficacement les caries chez les enfants et les adultes : des études antérieures ont montré que la fluoration de l'eau réduisait les caries chez les enfants de cinquante à soixante pour cent. [62]

Dans les années 1980, il a été établi que le fluorure contrôlait les caries principalement par son effet topique. L'eau potable est généralement la principale source de fluorure.[63] Dans les régions dépourvues d'approvisionnement public en eau et où le fluor n'est pas naturellement présent dans l'eau de puits, les programmes de fluoration à l'école se sont révélés efficaces et sûrs. Des réductions allant jusqu'à 38,9 % du taux de carie dentaire ont été signalées. Les niveaux de fluorure utilisés dans l'eau de l'école sont plus élevés que ceux utilisés dans l'eau publique en raison du temps limité passé par les enfants à l'école. [64]

Le School Fluoride Program est un programme scolaire volontaire destiné aux enfants des écoles élémentaires dont au moins 30 % des élèves sont éligibles au Free and Reduced Lunch Program (programme de repas gratuits et réduits). L'objectif de ce programme est de prévenir les caries dentaires en fournissant des ressources à la communauté.

Le programme de fluor dans les écoles a été lancé en 1974. À l'origine, le programme s'appelait "Swish and Swash Program". Le nom a été changé en "King Fluoride Program" et plus tard en "School Fluoride Program". Le programme est parrainé par l'Oregon Public Health et est offert gratuitement aux écoles et aux élèves participants.

Éligibilité
- Une école est éligible si au moins 30 % des élèves sont éligibles au

Free- and-Reduced Lunch Program (programme de repas gratuits et réduits).

- Les étudiants sont éligibles s'ils disposent d'une autorisation parentale. [65]

Fluoration des écoles rurales

Ce programme a débuté en 1975. Il a pour but de fournir de l'eau fluorée aux écoliers vivant dans des zones rurales non desservies par un réseau d'eau fluorée. Pour ce faire, des équipements sont installés pour ajouter du fluor à l'eau des écoles. [66] Les fluorures ont permis de réduire considérablement la prévalence des caries dentaires. [67]

3) Programme de rinçage buccal au fluor dans les écoles

Les programmes scolaires de bains de bouche fluorés sont utilisés depuis de nombreuses années comme stratégie communautaire de prévention des caries.

Les bains de bouche fluorés contenant une concentration de 0,2 % de fluorure de sodium sont prescrits pour les programmes hebdomadaires de rinçage au fluor dans les écoles. Les autres ingrédients peuvent inclure de la saccharine, du sorbate de potassium, de l'eau purifiée, des arômes, de l'acide citrique et des colorants. [68]

Les bains de bouche au fluor agissent de la même manière que les autres fluorures topiques en augmentant les concentrations de fluorure dans la salive, la plaque dentaire et l'émail. Les données de laboratoire et épidémiologiques actuelles indiquent que l'effet prédominant du fluorure est post-éruptif et topique, et que cet effet dépend de la disponibilité régulière du fluorure. [69]

4) Programme de comprimés de fluor dans les écoles

Le programme de comprimés de fluor à l'école est recommandé pour les enfants qui vivent dans des régions où les niveaux de fluor dans l'eau ne sont pas optimaux et qui ne prennent pas de comprimés de fluor à la maison. Les comprimés sont pris quotidiennement, mâchés pendant une demi-minute, avalés pendant une demi-minute, puis avalés.[70]

5) Thérapie topique au fluorure

Les traitements professionnels au fluor topique doivent

être basés sur l'évaluation du risque de caries. Une prophylaxie à la pierre ponce n'est pas une condition préalable essentielle à ce traitement. Des mesures de précaution appropriées doivent être prises pour éviter l'ingestion de tout fluorure topique appliqué par un professionnel.

Les enfants présentant un risque modéré de caries devraient recevoir un traitement professionnel au fluor au moins tous les 6 mois ; ceux présentant un risque élevé de caries devraient recevoir des applications professionnelles de fluor à une fréquence plus élevée (c'est-à-dire tous les 3 à 6 mois). Ces traitements s'inscrivent dans le cadre d'un programme préventif complet dans un foyer dentaire.

Lorsqu'il n'est pas possible d'établir un foyer dentaire pour les personnes présentant un risque accru de caries, tel que déterminé par l'évaluation du risque de caries, l'application périodique d'un vernis fluoré par des professionnels de santé non-dentaires qualifiés peut être efficace pour réduire l'incidence des caries de la petite enfance.[71]

6) Programmes d'étanchéité en milieu scolaire

Les scellants préviennent la carie dentaire et empêchent les cavités de se développer. Le rapport du Surgeon General sur la santé bucco-dentaire indique que les scellants peuvent réduire de plus de 70 % les caries chez les écoliers.

> Les scellements de puits et de fissures ont été recommandés pour les caries

la prévention, ainsi qu'une bonne hygiène bucco-dentaire, une fluoration optimale et des habitudes alimentaires saines.

Les programmes de scellement en milieu scolaire sont particulièrement importants pour atteindre les enfants issus de familles à faibles revenus, qui sont moins susceptibles de bénéficier de soins dentaires privés. Les programmes ciblent généralement les écoles en fonction du pourcentage d'enfants éligibles aux programmes fédéraux de repas gratuits ou à prix réduit. Les caries dentaires peuvent entraîner des douleurs et d'autres problèmes qui affectent l'apprentissage des enfants en âge scolaire. [72]

7) Programme national de repas scolaires (NSLP)

Le National School Lunch Program est un programme de repas bénéficiant d'une aide fédérale et mis en œuvre dans les écoles publiques et privées à but non lucratif ainsi que dans les établissements de garde d'enfants. Il fournit des déjeuners nutritionnellement équilibrés, peu coûteux ou gratuits aux enfants chaque jour d'école. Le programme a été établi en vertu du National School Lunch Act, signé par le président Harry Truman en 1946.

Programme national de repas scolaires (National School Lunch Program) visant à fournir des repas scolaires gratuits ou à faible coût aux élèves admissibles grâce à des subventions accordées aux écoles. [73]

Le programme de repas scolaires en Inde (SLP) est le plus grand programme d'assistance alimentaire et nutritionnelle qui nourrit des millions d'enfants chaque jour. Ce programme a été lancé en 1960 dans quelques États afin de résoudre les problèmes complexes de malnutrition et d'analphabétisme. Le Mid Day Meal Scheme est le nom populaire du programme de repas scolaires.

En 2001, conformément aux décisions de la Cour suprême, il est devenu obligatoire de donner un repas de midi à tous les enfants de l'école primaire et, par la suite, aux enfants de l'école primaire supérieure qui étudient dans les écoles publiques et les écoles subventionnées par l'État. [74]

8) Renvoi général

Dans le cadre de ce programme, tous les enfants reçoivent une carte de référence qu'ils emportent chez eux et qu'ils présentent ensuite au dentiste, qui signe la carte à l'issue de l'examen, du traitement ou des deux. Ces cartes signées sont ensuite renvoyées à l'infirmière scolaire ou à l'enseignant de la classe, qui joue un rôle important dans le suivi de l'orientation avec l'enfant et les parents. [2]

Avantages des programmes scolaires

Dunning a souligné les avantages suivants :

1) Les enfants sont disponibles pour des procédures de prévention ou de traitement.

2) Les cliniques scolaires sont moins menaçantes que les cabinets privés.

3) Un programme de soins dentaires à l'école permet de réduire le nombre de sujets liés à l'odontologie.

4) Le service dentaire complète les services infirmiers en contribuant à fournir des soins de santé complets aux écoliers. [5]

Scénario indien

L'Inde est avant tout une communauté rurale, 72,2 % de sa population vivant dans des villages et les 27,8 % restants résidant dans des zones urbaines. Du point de vue de la santé bucco-dentaire, la majeure partie de la population indienne est touchée par des problèmes bucco-dentaires courants tels que les maladies parodontales (90-95 %), les caries dentaires (60-80 % des enfants), la malocclusion (30 %) et le cancer buccal (30-35 % du total des cas de cancer diagnostiqués). Cependant, la plupart des études indiennes ont montré que le fardeau le plus lourd de tous ces problèmes bucco-dentaires pèse sur les personnes défavorisées et socialement marginalisées. [75]

Ces problèmes bucco-dentaires sont connus pour leur caractère unique, progressif par nature, qui conduit à l'absence de rémission ou à l'arrêt de la maladie en l'absence de traitement. [76]. En outre, ces problèmes bucco-dentaires sont associés de manière significative à la douleur, à l'agonie, aux problèmes fonctionnels et esthétiques. Ces caractéristiques négatives à long terme auront un impact négatif substantiel sur la qualité de vie aux niveaux biologique, psychologique et social.[77]

Les problèmes bucco-dentaires sont donc considérés

comme l'une des rares catégories de maladies émergeant comme un problème de santé publique en Inde. [78]Il est donc nécessaire de revenir au principe des soins de santé primaires en mettant l'accent sur la prévention. L'application de diverses mesures préventives pourrait être l'un des outils les plus rentables dans la prévention des problèmes bucco-dentaires en améliorant les individus et la communauté pour mener une vie socialement et économiquement productive.[79]

Une étude a montré que les enfants scolarisés dans les écoles publiques étaient moins sensibilisés que les autres, ce qui peut être attribué à leur milieu socio-économique défavorisé. L'Inde étant un pays en voie de développement, il est recommandé de multiplier les programmes de ce type afin d'apporter les changements souhaités dans le pays. L'éducation à la santé a étendu son horizon dans le ciel indien, de même que l'éducation à la santé bucco-dentaire. [80]

Ce programme encourage également les professionnels de l'art dentaire, les responsables de la santé publique, les leaders civiques et, surtout, les parents et les éducateurs à se réunir pour souligner l'importance de la santé bucco-dentaire dans le cadre du développement physique et émotionnel global de l'enfant. Dans le cadre de ce programme, mené par Colgate-Palmolive, Inde, les enfants des écoles primaires reçoivent des instructions sur les soins dentaires de la part de membres de la profession dentaire et de l'Association dentaire indienne. L'enseignement est dispensé à l'aide de supports audiovisuels et de documents imprimés créés par l'entreprise. [80]

Le programme de formation des enseignants fait partie intégrante du programme de santé dentaire scolaire, mené régulièrement dans tout le pays pour promouvoir les soins dentaires préventifs. Colgate a également lancé son tout premier programme scolaire en ligne proposant des activités amusantes et divertissantes. Une formation sur les bases de la santé bucco-dentaire est dispensée aux enseignants. Cela leur permet de jouer un rôle important dans la prévention bucco-dentaire en inculquant de bonnes habitudes de soins bucco-dentaires aux élèves. Le programme de formation des enseignants constitue une partie essentielle du programme Colgate Bright Smiles, Bright Futures.

243 500 enseignants ont été formés dans le cadre de ce programme. Colgate-Palmolive India poursuit son action dans le domaine de la sensibilisation à la santé bucco-dentaire par le biais du programme d'éducation à la santé dentaire dans les écoles. Dans le cadre de ce programme, plus de 83 millions d'écoliers des zones rurales et

urbaines du pays, âgés de 6 à 12 ans, ont été sensibilisés.

Les organisations professionnelles de soins bucco-dentaires ont organisé le programme dans tout le pays à l'aide de supports audiovisuels, d'affiches, de tableaux et de démonstrations des bonnes techniques de brossage.

AmeriCares a lancé ses activités en Inde en 2006 avec l'ouverture d'un bureau à Mumbai. Celui-ci est agréé par la Food and Drug Administration indienne et respecte les normes internationales en matière de manipulation des produits pharmaceutiques. L'objectif du projet est de réduire la consommation de tabac et de sensibiliser les adolescents et les jeunes Indiens à l'impact positif d'une bonne hygiène bucco-dentaire et d'une bonne santé.

En pratique, le programme vise à promouvoir un mode de vie sain et à empêcher les adolescents de développer une dépendance au tabac. L'éducation de base sur l'hygiène bucco-dentaire, la prévention des maladies et les effets du tabagisme, associée à des visuels puissants incorporant des déclarations de personnalités bien connues. [81]

Le projet comprend les éléments suivants : Éducation à

l'hygiène bucco-dentaire et à la prévention des maladies, démonstration et pratique des techniques de brossage des dents, achat et introduction de produits d'hygiène, développement et introduction de matériel éducatif multilingue, présentation visuelle forte des effets du tabagisme, examen des possibilités d'extension ou de pilotage dans d'autres écoles, retour d'information et renforcement du message à intervalles réguliers.

Trinity Care Foundation est une organisation à but non lucratif basée à Bangalore, en Inde, qui se consacre aux programmes de santé scolaire, aux programmes de malformation faciale et aux programmes de lutte contre le cancer de la bouche. Elle travaille avec des organisations communautaires, des établissements d'enseignement et implique le gouvernement, l'industrie et le corps médical. Elle organise des camps de santé publique, des camps de dépistage et de traitement dentaire, des programmes de santé scolaire, des camps médicaux et des camps de don du sang. [81]

Les soins de santé bucco-dentaire n'ont pas reçu l'importance qu'ils méritent en Inde. Au cours des 60 dernières années d'indépendance, les sciences médicales ont fait d'énormes progrès dans la lutte contre la plupart des maladies transmissibles et non transmissibles. Bien qu'il ait été prouvé que la santé bucco-dentaire a un effet direct sur la santé générale, les soins de santé bucco-dentaire ont été négligés.

Ceci est évident au vu de l'augmentation de la prévalence des maladies dentaires au cours des dernières années et des maigres fonds alloués aux soins de santé bucco-dentaire. Dans le passé, la santé bucco-dentaire n'a pas trouvé sa place dans les plans de santé nationaux et nationaux pour les raisons suivantes : le manque de sensibilisation des masses à la prévalence et à la gravité des maladies dentaires. Les maladies bucco-dentaires ne mettent pas la vie en danger et ne sont pas gravement débilitantes. Le fait que les maladies bucco-dentaires sont presque évitables par des moyens simples et peu coûteux n'est pas connu des autorités responsables de la formulation des politiques nationales de santé. [82]

L'Inde se compose de vingt-huit États et l'unité principale d'administration dans chaque État est le district, qui est lui-même divisé en blocs de développement communautaire. Il existe 3708 blocs de ce type en Inde, chacun d'entre eux desservant une population de 80 000 à 120 000 habitants. L'Inde compte environ 11 900 membres du corps enseignant, tant dans le secteur public que dans le secteur privé, et environ 17 660 diplômés en médecine dentaire chaque année. [80]

Soins dentaires progressifs

Il s'agit de programmes de traitement qui prennent en charge le groupe le plus jeune disponible la première année et le poursuivent les années suivantes dans la mesure où les fonds le permettent, en ajoutant chaque année une nouvelle classe d'enfants à l'âge le plus précoce disponible jusqu'à ce qu'une population entière d'enfants soit prise en charge dans la mesure où les ressources et les fonds disponibles le permettent.

Elle se définit comme des soins périodiques si espacés que les maladies dentaires sont traitées le plus tôt possible en fonction d'un diagnostic correct et de l'efficacité du fonctionnement, de telle sorte qu'il n'y ait pas d'accumulation de besoins dentaires au-delà du minimum. [2]

Avantages

1. Prévenir l'atteinte pulpaire et la perte de dents
2. Économique
3. Les maladies parodontales sont identifiées à un stade précoce
4. Les programmes de prévention peuvent être menés sur une base périodique

5. Habitude de retour périodique

Inconvénients

1) Attention aux dents de lait

2) La prise en charge progressive des enfants en bas âge repose sur la psychologie et sur l'évolution de la vie familiale moderne.

3) Augmentation de la probabilité d'interruption du programme de santé dentaire pour les enfants

4) Inertie à l'égard de la recherche de soins dentaires privés .[1]

Soins dentaires complets

Il s'agit de répondre aux besoins dentaires accumulés au moment où un groupe de population est intégré au programme (soins initiaux) et de détecter et corriger les nouvelles poussées de maladies dentaires sur une base semestrielle ou périodique (soins d'entretien). [2]

L'évaluation

L'évaluation est un outil puissant qui peut être utilisé pour informer et renforcer les programmes de santé scolaire. L'intervention éducative a permis de sensibiliser la plupart des enfants à la santé dentaire. [83]

Types d'évaluation

L'évaluation du processus et l'évaluation des résultats sont les deux principaux types d'évaluation les plus pertinents pour évaluer les initiatives en matière de santé scolaire.

Évaluation du processus

Elle évalue la nature et la qualité de l'intervention, qu'elle soit planifiée ou non, et sa mise en œuvre, auprès de qui et à quel moment. Elle fournit des informations sur les progrès accomplis dans la réalisation de l'objectif du programme et identifie les facteurs qui facilitent ou entravent la mise en œuvre. [2]

Évaluation des résultats

Il mesure les résultats du programme.

-Évalue ce que l'intervention a permis d'obtenir.

- Gamme de résultats appropriée ?

-Nécessité de réfléchir à la nature de l'intervention et au temps nécessaire au changement

-Ne doit pas s'appuyer uniquement sur des mesures cliniques [84]

Dans l'évaluation des résultats

À l'école

- critères standardisés pour l'évaluation des caries

- enregistrée au niveau des lésions initiales

mais il est également possible d'établir des rapports au niveau de la cavitation [85]

Objectif

- Pour prouver les effets d'une intervention

- démontrer le succès d'une intervention

- de tenir compte des moyens qui ont été investi

- Améliorer la qualité d'une intervention

- comprendre pourquoi une action fonctionne (ou pas)

- identifier les forces et les faiblesses

- améliorer les capacités et la motivation des personnes concernées [86]

Conclusion

Les programmes de santé dentaire scolaire ne sont qu'un aspect de l'ensemble des programmes de santé publique dentaire et devraient être associés à d'autres programmes de prévention et d'éducation dans la mesure du possible.

La plupart de ces programmes sont gérés par le gouvernement à un niveau ou à un autre, et celui-ci doit veiller à ce que tous les enfants scolarisés aient accès aux soins dentaires dans la mesure du possible.

Il y a de bonnes raisons de penser qu'avec des ressources limitées pour les jeunes enfants, les programmes de prévention en milieu scolaire peuvent être mis en œuvre efficacement dans une large mesure. Si les enfants scolarisés conservent une bonne santé dentaire, il sera relativement facile de maintenir leur santé dentaire à l'âge adulte. Ainsi, la fréquentation régulière des cabinets dentaires au début de la vie se poursuivra après l'âge scolaire.

Il est temps d'examiner de plus près toutes les actions et opportunités possibles pour fournir des soins dentaires appropriés ainsi qu'une bonne éducation à la santé bucco-dentaire. Ces actions peuvent être menées à bien avec une planification, une exécution, un suivi et une évaluation systématique par l'intermédiaire d'une équipe de santé dentaire scolaire bien organisée.

La mise en œuvre efficace de ces programmes de santé publique par le biais d'activités de santé scolaire se heurte parfois à des limites et à des raisons d'échec, à moins que ces programmes ne soient mis en œuvre en priorité en tenant compte des contraintes financières, de la pénurie de main-d'œuvre et des problèmes d'administration.

L'une des premières étapes de l'organisation d'un programme de santé dentaire au niveau de l'école est donc la formation d'un conseil de santé dentaire scolaire composé de professionnels, d'autorités scolaires, d'enseignants et de parents. Il s'agit ainsi de convaincre le public et la communauté que la santé bucco-dentaire est un élément important de leur santé générale et qu'elle doit être pratiquée dès l'âge de la scolarité pour être efficace et significative.

Le dépistage dentaire à l'école a permis de stimuler la fréquentation des cabinets dentaires. L'effet important sur le groupe socio-économique le plus bas montre que le dépistage dentaire à l'école peut être utilisé pour réduire les inégalités en matière de santé dentaire. Le dépistage et la motivation à l'école améliorent de manière significative le pourcentage d'enfants qui bénéficient d'un traitement dentaire gratuit dans une école dentaire.

Les programmes de santé bucco-dentaire en milieu scolaire contribuent à améliorer la santé bucco-dentaire des enfants en facilitant l'accès et en supprimant les obstacles aux soins pour tous les enfants. Les enfants issus de communautés où l'accès aux soins dentaires est problématique bénéficient particulièrement des programmes scolaires.

Les programmes de santé bucco-dentaire en milieu scolaire réduisent ces obstacles aux soins en fournissant des services dentaires préventifs et, dans certains cas, réparateurs, à l'école, où l'enfant peut facilement accéder à ces services. Bien que les programmes de santé bucco-dentaire en milieu scolaire puissent constituer une perturbation mineure pendant qu'ils se déroulent dans les écoles, ces dernières en tirent globalement profit.

Les élèves perdent en fait moins de temps en classe lorsque des services dentaires sont fournis sur place, et ils seront en meilleure santé et prêts à apprendre. Ces collaborations entre les programmes de santé bucco-dentaire en milieu scolaire et les écoles communautaires ou les districts scolaires sont donc des "partenariats gagnant-gagnant" qui mettent les élèves sur la voie d'une bonne santé bucco-dentaire et générale, dont ils bénéficieront tout au long de leur vie.

Les écoles ont une grande influence sur l'état de santé bucco-dentaire des enfants et des programmes d'éducation à la santé bucco-dentaire existent dans les écoles depuis de nombreuses années. Le manque de preuves de l'impact positif à long terme de ces programmes a conduit au développement d'une nouvelle approche de la promotion de la santé bucco-dentaire en milieu scolaire : les écoles promotrices de santé bucco-dentaire.

Les services de santé scolaire contribuent aux objectifs du système éducatif et du système de soins de santé. Un programme coordonné de santé scolaire offre la possibilité de fournir les services et les connaissances nécessaires pour permettre aux enfants d'être des apprenants productifs et d'acquérir les compétences nécessaires pour prendre des décisions en matière de santé pour le reste de leur vie.

Références

1. Marya C. M. Textbook of public health dentistry. 2011. 1st édition. Jaypee publication. Numéro de page : 240-241.

2. Hiremath S. Dentisterie préventive et communautaire. 2011. 2nd édition. Publication Elsevier. Numéro de page : 257 - 258.

3. Ganesh M. et al. School dental health programme : Un potentiel encore inexploité ? The journal of Ahmedabad dental college and hospital. 1(1). Mars-août 2010. Numéro de page : 22-28.

4. Shenoy R.P. , Sequeira P. S. Effectiveness of a school dental education program in improving oral health knowledge and oral hygiene practices and status of 12 to 13 year old children . Année : 2010. Volume : 21. numéro : 2. Page : 253-259.

5. Peter S. Essentials of preventive and community dentistry. 2007. 3rd édition. Arya publication . Numéro de page : 545 546.

6. Kwan S. Y. et al . Health promoting schools : an opportunity for oral health promotion. Volume : 83. Numéro : 9. Septembre 2005. Page : 641-720.

7. Garbin C. et al. Oral health education in schools : Promoting health agents . Int J Dent Hygiene 7. 2009. 212-216.

8. Hebbal M., Nagarajappa R. Does school- based dental screening for

children increase follow-up treatment at dental school clinics ? Journal of dental education. Année:2005. Volume:69. Numéro:3. Numéro de page : 382-386.

9. Roder D. M. et al. Evaluation de l'éducation à la santé dentaire dans une école de soins dentaires.

programme. Journal of public health dentistry. Vol:38. N 1-Hiver 1978. Numéro de page : 44-58.

10. Bertness J. , Holt K. Promoting oral health in school : A resource guide-April 2009. Centre national de ressources sur la santé bucco-dentaire de la mère et de l'enfant.

Numéro de page : 1-14.

11. Pine C.M. Community Oral Health.1997. 1st édition. Numéro de page : 247-248.

12. Park k. Manuel de médecine préventive et sociale de Park 2009. 20th édition. Publication Banarsidas Bhanot. Numéro de page : 775-776.

13. Dunning J.M. Principles of Dental public Health. 4th édition. Numéro de page : 50-51

14. Coates D. E. et al. Dental Therapists and Dental Hygienists

Educated for the New Zealand Environment. Journal of Dental Education, août 2009, *volume 73, numéro 8 :* 1001-1008.

15. Division de la santé bucco-dentaire, ministère de la santé de Malaisie. A travers le miroir dentaire : Une histoire de l'odontologie en Malaisie. Deuxième édition, 2003

16. Global school health initiative WWW,who int/school-youth- health/gshi/en/.

17. Lignes directrices pour la mise en œuvre du programme national de santé scolaire. Ministère fédéral de l'éducation, Nigeria.

18. WWW.unicef.org/nigeria/sch.health.prog.pdf.

19. Programme de santé scolaire à Manipur dans le cadre du NRHM en Inde. Classique . Kanglaonline. Com/Index. Php.

20. Population de l'Inde en 2013 WWW.indiaonlinepages.com/population/india current-population.htm. au 21/12/2013.

21. Santé bucco-dentaire WWW.who.int/mediacentre/factsheets/fs318/in/ au

21/12/2013.

22. MalocclusionW.W.W.childrenshospital.org/health.topics/conditions/ malocclusion au 22/12/2013.

23. Ali S. M., Qureshi R., Jamal S. Prevalence of Oral Submucous Fibrosis and Use of Tobacco and Related Products Amongst School Going Males. Pakistan Oral & Dental Journal Vol 31, No. 2 (décembre 2011):384-387.

24. Gupta PC, Sinor PN, Bhonsei RB. Fibrose sous-muqueuse orale en Inde : Une nouvelle épidémie ? National Medical Journal of India 1998:11(3):113-116

25. Initiative mondiale pour la santé à l'école WWW. Who.int/ school-youth- health/gshi/en/ au 28/12/2013.

26. Lynagh M. et al School Health Promotion Programs Over the Past Decade : A Review of the Smoking, Alcohol and Solar Protection Literature. Oxford Journals. Medicine Health Promotion International Volume 12. Issue 1 Pp.43-60.

27. Moon A. M. Helping schools to become health-promoting environments- an evaluation of the Wessex Healthy Schools Award. Oxford Journals Medicine Health Promotion International Volume 14,, **Issue 2** Pp. 111122.

28. Types d'environnement sain WWW.who.int/health-setting/types/schools/en/ au 28/12/2013.

29. https://web.multco.us/health/school programme de fluorure au 6/01/2014.

30. Centres de contrôle et de prévention des maladies. Recommandations pour l'utilisation du fluorure dans la prévention et le contrôle des caries dentaires aux États-Unis. *MMWR Recomm Rep.* 17 août 2001;50(RR-14):1-42. 008.

31. Marinho VCC, Higgins JPT, Logan S, Sheiham A. Fluoride mouthrinses for preventing dental caries in children and adolescents. *Cochrane Database Syst Rev.* 2003 ;(3):CD002284. oi:10.1002/14651858.CD00284.

32. Beauchamp J., Caufield P., Crall J. et al. Evidence based Clinical Recommendations for the Use of Pit and Fissure Sealants. JADA 139:257-268,

33. Département de santé publique dentaire WWW. dental.pitt.edu./dph/index.

Php au 6/01/2014.

34. Les objectifs du programme mondial de santé bucco-dentaire de l'OMS

WWW.who.int/oral.health/objective/en/ au 6/01/2014.

35. Stella YL Kwan, et al. Health promoting school ; an opportunity for oral health promotion : Bulletin de l'OMS (2005).

36. Contento I, Balch GI, Bronner YL, et al. Nutrition education for schoolaged children. J Nutr Educ 1995;27(6):298-311..

37. Politique et épidémiologie de la santé bucco-dentaire

http ://hsdm. harvard. edu/

38. Levandoski C , Watson JG The Tattle Tooth Program : the payoff is promising. Dent J 1976 Feb;94(2):8-12

39. John K. et Michael S. THETA : Teenage health education teacher assistants .vol-6 issue-3:21-22

40. Santé dentaire des enfants du Yukon

WWW.hss.gov.yk.ca/dental.php au 30/01/2014

41. Jordan A. Askov, Minnesota, programme de démonstration

dentaire. Vol -9.

Numéro 1. Pages- 3-9

42. Cone S.S. et Williard M. Alaska Dental Health Aide Program Int J Circumpolar Health 2013,72:1-5

43. Caroline du Nord WWW.ncdhhs.gov/dph/oral health/about us/history.htm as on 30/01/2014

44 Larsen CD, Larsen MD, Handwerker LB, Kim MS, Rosenthal M. A comparison of urban school- and community-based dental clinics.J Sch Santé. 2009 Mar;79(3):116-22

45. Les centres de santé en milieu scolaire en tirent profit. www.governing.com/topics/health-human-services/gov-school-based- health-centers-reap-benefitsas le 5/02/2014

46. Soins bucco-dentaires en milieu scolaire : un choix pour les enfants du Michigan www.smilemichigan.com au 5/02/2014

47. W.W.W. smile-mohkw.com/Index php au 24/02/2014

48. Programme de santé bucco-dentaire à l'école Koweït-Forsyth W.W.W.mah.se/up load/FAKULTETER/OD au 24/02/2014

49. Ariga J. · Al-Mutawa S. · Nazar H. Programme de santé bucco-

dentaire à l'école au Koweït, 2013. Vol. 0, No. 0,:1-4

50. Behbehani JM, Scheutz F : Santé bucco-dentaire au Koweït. Int Dent J 2004;54:401- 408.

51. A propos du programme national de santé bucco-dentaire child.nohp.org.in/about au 27/02/2014

52. Colgate Bright Smiles, Bright Futures (Sourires brillants, avenirs brillants)

W.W.W. colgate.co.in au 27/02/2014

53. Prendre soin de ses dents .w.w.w.colgate.com/app au 2/03/2014

54 Jackson RJ[1], Newman HN, Smart GJ, Stokes E, Hogan JI, Brown C, Seres J.The effects of a supervised toothbrushing programme on the caries increment of primary school children, initially aged 5-6 years.Caries Res. 2005 Mar- Apr;39(2):108-15

55 Brossage des dents à l'école w.w.w.designedtosmile.co.uk au 2/03/2014

56 Lunn HD[1], Williams AC. Le développement d'un programme de brossage des dents dans une école pour enfants ayant des difficultés d'apprentissage modérées et sévères. . Community Dent Health. 1990 Dec;7(4):403-6

57. Programme de brossage de dents.w.w.w.health .qld.gov.an au 3/03/2014

58. programme de brossage de dents.w.w.w.fs.gov.nu.ca au 4/03/2014

59. Lignes directrices dentaires.w.w.w.bradford.nhs.uk en date du 4/03/2014

60. Recommandations pour l'utilisation du fluorure dans la prévention et le contrôle des caries dentaires aux États-Unis. *MMWR Recomm Rep.* 2001;50(RR-14):1-42.PMID 11521913. Résumé non scientifique : *CDC,* 2007-08-09.

61. Pizzo G, Piscopo MR, Pizzo I, Giuliana G. Community water fluoridation and caries prevention : a critical review. *Clin Oral Investig.* 2007;11(3):189-93.

62. Lamberg M, Hausen H, Vartiainen T. Symptômes ressentis pendant les périodes de fluoration réelle et supposée de l'eau. *Community Dent Oral Epidemiol.* 1997;25(4):291-5.

63. Parnell C, Whelton H, OMullane D. Fluoration de l'eau. *Eur Arch Paediatr Dent.* 2009;10(3):141-8.

64. Indermitte E, Saava A, Karro E. Exposure to high fluoride drinking water and risk of dental fluorosis in Estonia. Int J Environ Res Public Health. 2009 ; 6:710-21.

65. . Avery KT, Shapiro S, Biggs JT. School water fluoridation. J Sch Health. 1979 Oct;49(8):463-5

66. Programme de fluorure pour les écoles. Public.health.oregon.gov. au 4/03/2014

67. Santé dentaire OraFD. Chfs.ky.gov/as le 4/03/2014

68. Saxena S., Sahay A., et Goel P Effet de l'exposition au fluorure sur l'intelligence des écoliers de Madya pradesh, Inde
J Neurosci Rural Pract. 2012 May-Aug ; 3(2) : 144-149

69. Marinho VCC, Higgins JPT, Logan S, Sheiham A. Fluoride mouthrinses for preventing dental caries in children and adolescents. Cochrane Database Syst Rev. 2003 ;(3):CD002284. doi:10.1002/14651858.CD00284.

70. Centres de contrôle et de prévention des maladies. Recommandations pour l'utilisation du fluorure dans la prévention et le contrôle des caries dentaires aux États-Unis. 17 août 2001;50(RR-14):1-42.

71. Programme de fluorure pour les écoles. Public.health.oregon.gov. au 5/03/2014

72. Adair SM. Evidence-based use of fluoride in contemporary pediatric dental practice. Pediatr Dent 2006:28(2):133-42

73. School-Based Dental Sealant Programs. http://www.cdc.gov/oralhealth/dental sealant program as on 5/03/2014

74. National School Lunch Program http://www.fns.usda.gov/nslp/national-school-lunch-program au 6/03/2014

75. Chutani AM. School lunch program in India : background, objectives and components. Asia Pac J Clin Nutr. 2012;21(1):151-4

76. Ramya K, KVV Prasad KVV, Niveditha H Public oral primary preventive measures : Une perspective indienne J. Int Oral Health 2011 Volume 3 ; Issue 5

77. Miglani DC, Rajeshkar A, Rao AVV. L'éducation à la santé dentaire en relation avec la prévention des maladies dentaires en Inde. Journal of the Indian Dental Association 1975 ; 311-327.

78. Sheiham A. Santé bucco-dentaire, santé générale et qualité de

vie. Bulletin de l'Organisation mondiale de la santé 2005 ; 83(9) : 644-45.

79. Nanda Kishor KM. Implications pour la santé publique de l'inégalité en matière de santé bucco-dentaire en Inde. J. Adv Dental Research 2010 ; 1(1) : 1-9.

80. Monse B, Naliponguit E, Belizario V, Benzian H, Helderman WVP Essential health care package for children - the 'Fit for School' program in the Philippines. International Dental Journal 2010 ; 60 : 85-93.

81. Menon I, Parkash H Global Health Education, a Path to Productivity and Awareness - an Indian Perspective Global Journal of Health Science Vol. 3, No. 2 ; October 2011

82. Goel, P., Sehgal, M., & Mittal, R. Evaluating the effectiveness of school based dental health education programs among children of different socioeconomic groups. J Ind Soc Prevov Prev Dent, 2005 131-135.

83. Sumit K, Sandeep Kumar S, Saran A et Dias FS, oral health care delivery systems in India : an overview 2013 vol. 3 (2) may-august, pp.171-178

84. Goel P, Sehgal M, Mittal R. Evaluating the effectiveness of school-based dental health education program among children of different socioeconomic groups. J Indian Soc Pedod Prev Dent. 2005 Sep;23(3):131-3

85. http://www.nationaloralhealthconference.com au 21/03 2014

86. http://www.eadph.org au 21/03 2014

87. http://www.eadph.orga au 22/03 2014

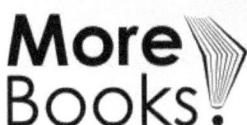

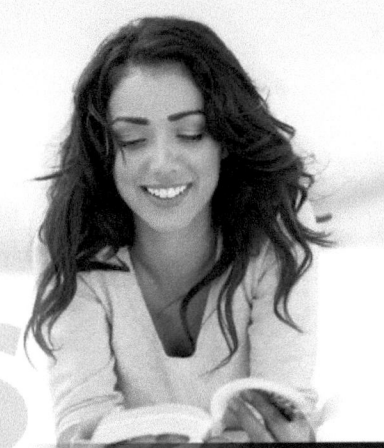

I want morebooks!

Buy your books fast and straightforward online - at one of world's fastest growing online book stores! Environmentally sound due to Print-on-Demand technologies.

Buy your books online at
www.morebooks.shop

Achetez vos livres en ligne, vite et bien, sur l'une des librairies en ligne les plus performantes au monde!
En protégeant nos ressources et notre environnement grâce à l'impression à la demande.

La librairie en ligne pour acheter plus vite
www.morebooks.shop

info@omniscriptum.com
www.omniscriptum.com

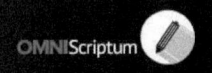

Printed by Books on Demand GmbH, Norderstedt / Germany